減重 **40** 公斤的急診科醫師全淨

台南拉法自然診所院長

趙鴻丞——著

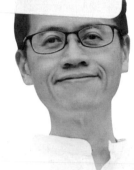

微習慣
帶來健康奇蹟

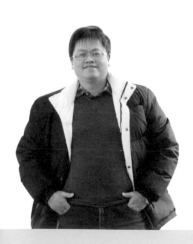

一個醫師從

96公斤 → **56**公斤

健康減重全記錄

改掉壞習慣、重新培養好習慣，就能邁向真正的健康！

Contents

總　目　錄

前言

CHAPTER 趙醫說病

CHAPTER **2** 健康療癒力從微習慣開始改變

Contents

總　目　錄

落實微習慣的正能量策略，找回健康生活新型態

林朝順／新竹國泰醫院急診主任

　　我與趙醫師是在2006年相遇認識，那時他剛完成台大一般外科住院醫院訓練，並且下鄉服務約滿，他決定轉換跑道成為急診科醫師，以方便有彈性休假日，可以定期出國旅遊，所以我們成為急診夥伴，一起工作及分享生活點滴。

　　他是一位旅遊探險家，常會提供我們一些美食玩樂的訊息，大家都喜歡追尋他的腳步，生活過得頗有樂趣。急診工作是非常忙碌，而且日夜要輪班，生活作息異於常人，容易忽略運動，因此趙醫師的體重不斷上升，終於成為一位極有份量，且八風吹不動的急診「台柱」。

　　做為一位急診醫師，常要處理心肌梗塞或是中風的案例，這些血管性疾病的發生原因，大都是生活型態、飲食習慣及體重過重有關係，然而每天面對人間的生老病死苦難，並沒有撼動我們毫無節制的生活，直到有一天，趙醫師突然覺悟，他告訴我們，他想參加玉井瑜伽斷食營。大家起初都不信，然而之後他真的身體力行，三餐便當都是自己準備的素食，遇到無禮鬧事的病人，也能平靜對待，宛如修行的禪師，我不知道這個巨大改變的力量來自何處，如

今讀完《微習慣帶來健康奇蹟》這本書，才知道這個秘密。

　　本以為是一本教人減重的書，但其實趙醫師用「甩肉」為法門，引導人們進入健康的生活境界。肥胖有些是因身體器官異常引發，但是大部份是由於人們心中慾望的糾結，表現在生活飲食上而形成一種的「結果」。

　　趙醫師是過來人，深知源頭所在，因此在書中，有一半的篇幅在說明壞習慣如何造成器官的傷害，內容圖文併呈，一般人容易看懂，其目的在引發讀者改變自己的「渴望」，有了動機才能長久執行有紀律的生活，達到甩肉的目標。

　　然而好習慣的養成，如何進行？此書有鉅細靡遺的描述，一步一步從日常生活中改變。例如趙醫師提出「微習慣策略」，如果你覺得「每餐都素食」無法達成，那麼可以分解行動目標到「每天一口蔬菜」，直到這個微習慣養成之後，再慢慢增加目標難度。

　　這個微習慣策略，搭配用正面的情緒、支持性的環境，並且在生活飲食上落實，就能提升心靈境界。這本書減肥法的切入點，與坊間減重書籍不同在於趙醫師是從靈性角度帶動行動的改變。但此書不是佛教靈修指引，而是一本書落實身心靈健康的生活寶典。值得人人擁有一本，時時翻閱，相信你不僅能甩肉成功，還能提升對自己慾望的控制力！

結合專業西醫與自然療法的優勢，推動人類的健康是最大的造福

沈鳳財／
阿南達瑪迦靜坐教範師
阿南達瑪迦玉井斷食營負責人

　　認識趙醫師，是在八年前他第一次來玉井參加我主持的斷食營。當時的他確實是體重超標許多，也沒想到他的改變會如此的大。從他第一次參加斷食營，一段時間後第二次再參加斷食營，我發現他進步很大。他改變了飲食的習慣，在身體改善的同時，也開始認真學習阿南達瑪迦的靜坐，讓心靈的進步與身體的進步同時進行。

　　來參加我們斷食營的學員中不乏醫界的人員，而趙醫師是其中一位非常認真去知行合一的人。他不是一位個性很張揚的人，但是可以感覺他在默默且用心地執行他新學到的身心靈健康知識，他不但自己力行，同時也願意將好的想法與他人分享。尤其是在他決定轉換跑道，投入更多的心力在推廣自然療法時，更是努力將他原先的西醫專業知識與自然療法知識結合。

現代的醫學對人體的認識還有很多的不足，例如身體裏最重要的一個元素——「氣」，並沒有在我們的西醫裡佔有一席之地，這是很可惜的事。如果有更多像趙醫師這樣心胸開闊的人，願意投入研究結合自然療法及現代中西醫的結合，那麼必然有更多不明疾病可以得到進一步的改善與醫治。

現代人面臨的問題，除了過去傳統的身體問題之外，還要面對過去社會及周遭環境不曾出現的化學物質，再加上現代複雜社會演變出的複雜心理問題，甚至是雙重複雜的身心交雜的問題。因此過去單純的西醫或是中醫、甚至是自然療法，可能都無法單獨解決這種複雜的身心問題。而結合不同療法之間的優勢，就是對人類最大的造福。

在這本書裡，我很高興看到趙醫師結合他的西醫專業來推廣自然療法，更希望能看到這是以後的醫療趨勢。並且祝福他在這條路上可以造福更多的人。

微調你的生活習慣，健康逆轉勝！

趙鴻丞

在自然醫學診所的診間裡，我與求診者坐在舒適的沙發上聊天，沒有刺眼的日光燈，沒有刺鼻的藥水味。一個小時的看診時間中，我與求診者詳細的討論了他們的生活習慣與飲食習慣，並給出一些實際可行的行動建議。一個小時的時間，雖然已經比起一般西醫看診的時間都要長，但我還來不及提醒他們的健康叮嚀卻還有很多。

從西醫轉換到自然療法這一條路，可以說是一個偶然，但其實也是我的個性所造成的必然。由於自己與親人的健康出了狀況，讓我一直在思考要如何才是真正的克服疾病。考上醫學系只是一個開始，也曾經在大學裡面的中醫社尋求答案。大學畢業後，由於臨床工作的繁忙，讓我暫時停止思考這個問題。

但是在我參加了阿南達瑪迦玉井斷食營，接觸到了印度傳統密宗的靈修與自然療法的方法之後，又重新燃起我對追求真正健康的渴望。在斷食營之後，持續的靜坐、瑜伽與斷食的修鍊，讓我的心境趨向樂觀，一改我容易憂鬱的個性；我的身體變好了，變得更有精神、更有活力、也更美。六年內我減重了四十公斤，而且基本不用任何藥物或是極端的手段，依靠的只是養成一個又一個的好習慣。

在診所裡，我的病人有一半是癌症病人，肥胖病人倒是不多。但想要甩肉確實認真照書上方法，3個月內就會有效果，之後持續4～5年

會越來越接近理想體重且不復胖。更重要的是健康狀況也會變得越來越好，而不僅僅是體重減輕而已。

當然我沒有全盤否定西醫，自然醫學與西醫兩者各有優勢，應該彼此合作。緊急狀況、外傷、發炎需清創與引流者；各種檢查方法，如血液檢查、X光、CT等影像學檢查，都是西醫的強項。例如癌症的治療，開刀只要不要破壞太多正常組織，都是利大於弊，該開刀還是得開刀。化學治療、放射線治療可用在腫瘤進展快速或可能影響、壓迫到重要器官時使用。但是如果想要追求治癒，減少復發的機率，改變自己是一定要的。改變不健康的飲食與生活習慣、鍛鍊自己以提升免疫力、找到有意義的人生目標，勇敢踏出改變的第一步，才能改變命運。

這些年來，我向親友與病人推薦自然醫學，但發現不是每個人都能輕易的上手。畢竟改變自己從來不是一件容易的事。這讓我迫切的想要總結一些經驗，提供一些簡單而有力的方法，讓每個人能夠得到自然醫學的好處。但由於臨床工作繁忙，一直找不出時間來動筆。直到萬海航運慈善基金會的張幸雯小姐，邀請我在她主編《停泊棧》月刊中寫專欄文章；經過一年的累積，終於獲得原水文化林小鈴總編的肯定，請我將這些文章改寫成有系統的書籍，才有了這本新書的誕生，所以我非常感謝有這個緣分與讀者們分享我的健康奇蹟。

「追求健康，疾病自然遠離」，是我的信念，也是我寫這本書的動機，希望對你有幫助。

我的減肥史 I —— 我是怎麼發胖的？

我不是從小就胖的。小時候的我，外表看起來黑黑瘦瘦的，像一隻猴子一樣，愛哭也愛笑。

我的故鄉在台南，沒錯，就是美食之都台南，連一碗陽春麵都好吃到不得了的地方。

小學五年級，是我記憶中開始發胖的年紀。

我的母親是家政老師。母親最大的願望，就是組織一個很有向心力的幸福家庭。她把家裡打掃的一塵不染，廚藝也相當精湛。父親是一位認真的警察，工作的時間非常長，回家時往往已經很累了，印象中的父親，

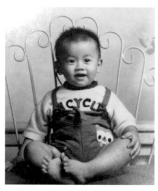

▲ 1974年幼兒時期，愛笑也愛哭。

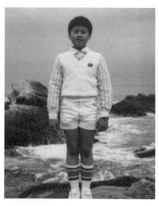

▲ 記憶中小學畢業的時期體重開始上升。

在家中經常都是在睡覺，加上父親是一位十分注重朋友的人，所以父母親兩人經常為此發生衝突。我的童年，可以說是在父母親吵架的陰影之下度過的。

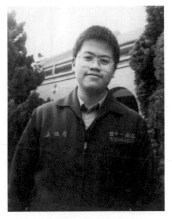

▲ 高中時期課業壓力大，加上三餐外食，長期攝取高熱量食物體重直線往上升。

家庭的壓力，讓我開始逐漸以「吃」作為化解壓力的方法。記憶中，一次要吃三碗陽春麵才會滿足，因此體重開始逐漸上升。小學畢業照中的我，褲子已經繃得很緊了。

上了國中之後，課業壓力變大，家庭中的壓力也沒有減輕。我記得從這時候開始變得很喜歡聽一些悲情的歌曲，個性開始有些憂鬱的傾向，蕭邦的離別曲是我的最愛，而體型也一直維持胖胖的。

到了高中，為了準備大學聯考，待在學校唸書的時間很長，中餐、晚餐都是在外解決。這個時期，多半都是吃排骨便當、炸雞排飯或麵，飯後來一杯珍珠奶茶。現在想來，都是屬於高油脂加上精緻澱粉類的食物，加上缺乏運動、整天坐著唸

13

書，想不胖都難啊！

在我那個年代，台灣的學生在上大學之前，都會上成功嶺接受軍訓課程一個月。我們那一屆因為人數太多，營區的連長把一些體重過胖的學員都找個理由驗退了。受到這個刺激，我終於開始想要減肥。

看了一本書叫做《田啟民談減肥》，這本書提倡的減肥法是完全斷除碳水化合物，但是肉類等蛋白質食物可以大吃特吃。我當時想：「哇！這真是太棒了。」完全是無痛減肥嘛！可惜最後失敗了，在我身上完全沒有減重的效果。

第二個嘗試的方法是運動鍛鍊，經常去操場跑步。後來因為加入學校的佛學社團，也開始嘗試吃素。這兩者結合的效果確實很好，這是我第一次成功的將體重減下來。**從80公斤減到65公斤。**

好景不常，在我念大三之後的醫學院課程日漸繁重，運動的時間變少，體重又逐漸回升。大學畢業時的體重，又回到剛進大學時的數字了。

　　大學畢業之後，擔任海軍少尉醫官時期，我就放棄吃素了，體重又開始直線上升。外科住院醫師時期，手術的壓力加上超長的工作時間，

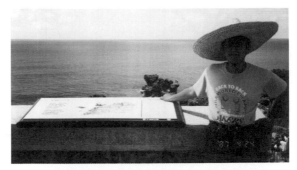

▲ 大學畢業時的體重，回到剛進入大學時的80公斤。

每每下刀之後光臨摩斯漢堡，買日式炸雞來果腹。

　　擔任急診主治醫師時期，每個月會有七到八班的大夜班，急診臨床工作的壓力也很大，還常常會有藥廠業務送的含糖飲料。放假時的休閒活動就是拜訪各地的美食餐廳，有時還沉迷於網路線上遊戲而熬夜。終於湊齊了所有發胖的因素，體重來到96公斤。

　　先是來自工作、家庭與自我的壓力，接著養成不良的生活習慣、吃得過多、錯誤的食物、缺乏運動、久坐且姿勢不良，熬夜與日夜顛倒，就這樣肥胖與各種慢性病找上門來了。

我的減肥史 II——
12 個微習慣助我無痛減肥

2010年參加阿南達瑪迦玉井斷食營是我成功減肥的轉捩點。斷食營體驗的記憶，變成激勵自己前進的力量。清晨時的寧靜，大自然的蛙鳴鳥叫，一起奮鬥的戰友，斷食成功的成就感，做完瑜伽體位法之後的放鬆，甜美的靈性波流，超脫世俗觀念的靈性哲學，這一切一切都變成我內心深處的指南針，指引我前進的方向。

回到家之後，雖然很努力的要維持在斷食營中的健康習慣。然而，舊習慣的力量十分強大，大約經兩週之後，紛紛死灰復燃。

雙腳不聽使喚的走到急診室對面的小7便利商店。

「趙醫師好久不見，今天要熱奶茶，還是冰奶茶？」熟識的店員親切的跟我打招呼。

我回答：「好難決定，一起打包帶走好了。」

　　不過有一些容易做到的好習慣，像是半浴、多喝檸檬水、多吃蔬果、五分鐘靜坐，就一直保持下來了。有時間也會做點瑜伽體位法。但即使只是這些簡單的改變，好處還是非常明顯。

　　鼻子過敏與鼻塞，在半浴之後改善很多。睡覺時打呼與呼吸中止的狀況，也開始改善。日常變得容易入睡，醒來之後的精神也變好了。有幾次清晨四點多自動醒來，而且睡得很飽，自己都感到很神奇。

　　原本我的打呼問題很嚴重，有時候在醫院參加會議打瞌睡，就會開始打呼，然後被自己的打呼聲嚇醒，搞得自己很不好意思。像這種情況也減少了。

　　體重也持續下降，雖然我幾乎沒有運動，只是偶爾跳一下在斷食營學的瑜伽舞蹈。這也是讓我感到神奇的地方，沒有節食，沒有運動，居然還可以減重。

　　個性變得比較樂觀正面，不再容易陷入自憐自艾的坑中出不來。這讓我在急診工作的心理壓力小很多。有時候遇到不可理喻的病人家屬，被氣到全身發抖，到休息室靜坐五分鐘，就能帶著平靜的心情回到診間，找到化解矛盾的方法。

這些小小的變化，讓我很開心，想要進步更多。由於精神體力改善了，似乎意志力也跟著提升，開始想要嘗試著自己在家斷食。

剛開始幾次斷食，人非常疲憊，傍晚之後也幾乎都會頭痛，有時就會破功吃東西。不過我還是持續的嘗試，半年之後斷食時的痛苦就減輕很多，成功率也大增。

改用溫水而不用太熱的水來洗澡，夏天偶爾還洗冷水澡。皮膚因此變得比較光滑，毛囊發炎也減少了。當第一次被病人叫帥哥醫生時，一向穩重老成的我，平靜的心湖還是不免震動了一下。**感冒的頻率與嚴重度，也開始降低。**原本感冒症狀都要一週才好，咳嗽甚至要拖二到三個禮拜，後來都是一兩天就好了。最近三四年幾乎沒感冒過，最多只有身體覺得微微發

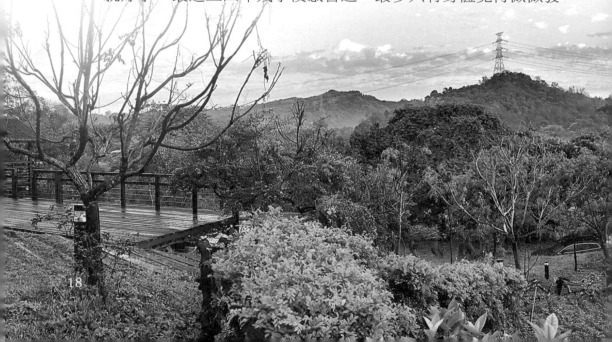

熱。做個半浴、洗洗鼻子，睡個覺隔天就沒事了。

　　我的改變，也開始影響到家人、同事與朋友，他們都很好奇，是什麼樣的力量讓我改變這麼大？其中有些人也跟著我嘗試吃素與多喝檸檬水。母親受到我的影響，一年半後跟著我去參加斷食營。小弟也跟著我，做了好幾次斷食營的志工。困擾他多年的鼻竇炎與皮膚扁平疣，在半浴與洗冷水澡之後也不藥而癒了。

　　每個月我都會抽空到台南玉井，找達達複習靜坐，像海綿一樣拚命吸收靈性的知識，乾渴已久的內心，彷彿久旱逢甘霖。這段時間，是我身心靈都快速提升的時期，讓我深刻的感受到，走在正確道路上的喜悅。

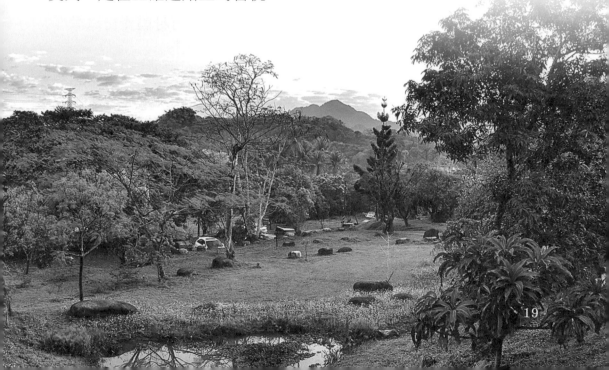

我的減肥史III——
我如何化解減肥路上的挑戰

養成好習慣的路上也不是一帆風順的。

首先要碰到的就是來自家人的阻力。由於媽媽是家政老師出身，很會做菜，各國料理、清粥小菜、甜點飲料都難不倒她。從小我們三兄弟都很喜歡吃媽媽的菜。自從我改吃悅性素食之後，她就常常抱怨，不能用蔥、蒜、香菇，她都不知道怎麼煮了。我還記得我曾經最喜歡的一道菜就是素火腿炒香菇。

「吃一口沒關係吧？」

剛開始我也經常忍不住，從一口、兩口、三口，一直吃到最後「不要不要的」。

但是隨著身心越來越純淨，這些惰性食物開始讓我覺得沒那麼好吃了，有時候甚至吃了會頭暈，變得真心不想吃了。說也奇怪，我自己不想吃之後，家人也很少會再勉強我了。

與朋友的關係也是一個考驗。由於吃的食物跟大家都不一樣，一起聚餐的機會變少了，常常被朋友抱怨。一開始我還會勉強自己去參加這些社交活動，跟大家一起吃。但隨著排毒

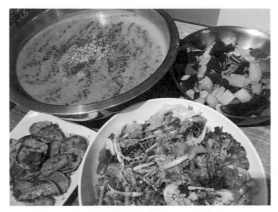

▲ 參加聚會我們大家帶自己煮的悅性食物一起分享。

有成，我開始有勇氣在聚餐時點自己的特別餐。不知不覺間，身邊的朋友也換了一輪了。現在跟朋友聚餐，基本上都是大家帶自己煮的悅性食物一起分享。

在減肥的過程中，我曾經遇到過三個瓶頸。

第一個瓶頸是在85公斤。瓶頸突破的關鍵在於參加菲律賓宿霧自然醫學課程之後，澄清了一些原本不清楚的概念。例如在台灣的素食人口，**常常犯的三個錯誤是：過量不健康的油、過量精緻澱粉類、以及太少生食**，還有一些像是養成餓了再吃的習慣，都是上過課程之後才更能體會它的重要性。

第二個瓶頸在75公斤。原本我非常喜歡吃麵條、麵包之類的小麥麵食類，也喝大量的乳製品，但是我不知道我的消

化力，其實無法負荷這麼大量的致過敏飲食。每年夏天，脖子、手臂都還會發作好幾個月的紅疹。但自從跟靜儀結婚之後，跟著老婆暫時**戒掉了小麥與牛奶，體重馬上像溜滑梯一樣**，「咻」一聲就下降了。

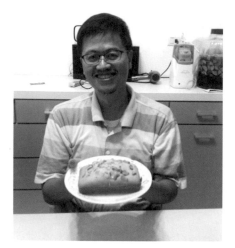

▲2012年生日自己做麵包。

第三個瓶頸在65公斤。突破這一關靠的是不外食。作為一個資深吃貨，要拒絕各式各樣的美食餐廳真的很難。但是外食總是難免遇到地雷，各種過敏症狀三不五時就會纏上身，陰魂不散。

結婚之後，**自己煮飯做菜的機會多了，再加上後來都是直接跟小農們訂有機與自然農法的蔬果，慢慢覺得自己煮的菜比起外面餐廳來得好吃，充滿喜悅與豐富的層次**。這才達成不外食的目標，體重也一步一步地向理想體重靠近。

由於我減肥的過程很長很慢，除了口腔黏膜潰瘍與皮膚疹外，基本上沒有遇上太嚴重的好轉反應。由於多吃蔬果與洗冷

水澡的關係，也沒有造成皮膚鬆弛與橘皮組織。

在各種好習慣的養成過程中，最大的挑戰來自於早睡的習慣。常常好幾次身體好起來了，又開始熬夜上網。頹廢墮落一陣子之後，就開始痛定思痛，再次振作起來。慢慢的我也體會到一件事，情緒失調很容易導致熬夜。

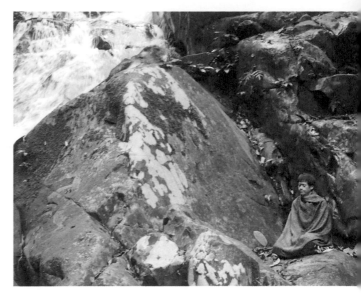

▲2017年在馬來西亞沙巴戶外靜坐。

因此工作結束後，情緒太亢奮時，就要趕快洗冷水澡、做瑜伽、做靜坐，讓自己回復平和的情緒。

七年的時間，就這樣跌倒了再爬起來，努力的朝向目標邁進，中間也曾遭遇到母親因病過世、離婚又再婚的人生變故，還好有**靜坐與瑜伽，帶我向內尋求內在的智慧**；還有許多良師益友的陪伴，帶給我力量，幫助我度過一個又一個的人生挑戰。**驀然回首，我已經不再是從前的那個我了。**

我的減肥史 IV ——減肥成功的心法

減肥成功的關鍵，四個字——「中庸之道」。

肥胖的根本病因來自身心的壓力。飲食與生活作息的過度與不及，造成身體的壓力；沒有正確的人生觀，帶來心理的壓力。壓力會導致內分泌失調與自律神經失調，具體來說就像是腎上腺皮質醇亢進、交感神經亢進，進而造成渴望高熱量食物、血糖升高、脂肪堆積。

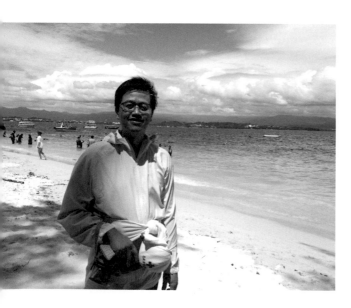
▲2013年在馬來西亞旅遊。

因此，減肥必先減壓。而任何違背中庸之道的減肥法，都無法避免復胖的命運。**早睡早起**，適度的體力勞動，避免過度的性行為，都是為了平衡內分泌與自律神經。**不餓不吃**，餓了再吃，可以避免讓腸胃承受太

大的消化壓力。

關於進食的時機，我還有一點要說的，「肚子餓了，不一定代表身體需要食物！」

很多時候，口渴、疲累、毒素過多、情緒失調，都會造成肚子餓的假象，但吃東西卻不能解決問題，反而會吃進去過量的食物。因此，當兩餐之間肚子餓時，大家可以先做以下幾件事，不要急著吃東西。

一、先做半浴（詳見P.116），清除一下眼睛、鼻子、嘴巴的毒素，平衡一下自律神經。

二、然後喝水。

三、平躺休息片刻。

四、靜坐五分鐘。

五、簡單做幾個拉筋或是瑜伽動作。

你可能會發現，有時半浴做完就不餓了，有時喝了水就不餓了，這就表示身體其實是累了、渴了，而不是餓了。如果還是餓的話，要避免吃高脂肪的精緻澱粉類食物，例如蛋糕與麵包，來當作點心，因為比起這類食物，**身體其實更渴求纖維**

質、維生素、礦物質之類的營養。水果、蔬菜、冷壓橄欖油、燕麥粥、堅果、優格，這些會是比較好的點心食物，能夠真正滿足身體的需求。

減肥不需要挨餓但一定要聽從身體的聲音，同時做到各種營養素均衡攝取。盡量攝取食物，而不是食品。蔬菜搭配其他食物可以保護身體，避免血糖與胰島素過高，減肥時一定要多吃各種蔬菜。

規律的斷食，是對付肥胖症的屠龍寶刀。空腹時血糖與胰島素降低，會打開原本被鎖死的脂肪代謝，開始燃燒脂肪，如果再加上檸檬水的一臂之力，脂肪燃燒會更快。

除了每個月兩次的規律斷食，還可以實行每天的高峰斷食，或稱為間歇性斷食。高峰斷食指的是延長晚餐到隔天早餐之間的空腹時間，至少十三個小時。譬如說晚上七點吃晚餐，十點睡覺，隔天八點再吃早餐。睡眠時保持空腹，胰島素與腎上腺皮質醇會雙雙降低，實在是代謝掉脂肪最好的時機，千萬不要浪費了。

規律靈修，提升靈性，是化解心理壓力的九陽神功。具體作法就是遵守道德原則，每天早晚兩次靜坐，盡力去幫助別人。當我們行善之時，腦內啡會提升，腎上腺皮質醇會降低，幸福感油然而生。古人說：「相由心生」，內在的心靈是建構身體的藍圖；一個輕盈的心靈，必然會有機纖合度的體態。

CHAPTER 1

趙醫說病

生病是怎麼回事？欠債還錢啊！以前總是辛勞工作，而沒有讓身體有足夠的休息、足夠的營養，又帶給身心大量的壓力，久而久之，這些沒有時間排出的毒素堆在身體裡越來越多，總要找個時間來做大掃除吧！為了想要回到健康的狀態，就一定得從瞭解生病的原因著手，之後才能微調生活習慣，達到身、心、靈全方位的淨化。

1-1 甩肉 40 公斤的自然醫學之旅

人為何會生病呢？

以前我是一位西醫外科醫師，在二〇〇九年時，因為長期的外科與急診的工作，日夜顛倒，飲食不正常，身體已經出現了失眠、心悸、氣喘，慢性腹痛等嚴重的警訊，體重也肥胖到96公斤。

有一天在看診時，突然覺得腹痛難忍，不得不中斷看診，直到了晚上開始發燒，只好到急診掛病號，向學長求助。腹部電腦斷層的報告顯示，在胃、胰臟、大腸之間的地方，長了一顆3公分的囊腫，後來施打抗生素與靜脈點滴注射之後，隔天就退燒了。

得知這個結果，也讓我嚇出了一身冷汗，開始自我反省，究竟生活或飲食習慣出什麼問題呢？在這之前吃美食一直是我最大的樂趣，也是覺得是最紓壓的方法，即使是身體出現各種警訊也不以為意。

但我的職業是西醫，十分清楚再這樣生活下去，最後一定會導致各種慢性病纏身。雖然服用藥物可以控制我的病情，但是如果不從根本上改變飲食與生活習慣的話，未來只能依賴各種藥物度過下半輩子，我開始思考有沒有別的出路。

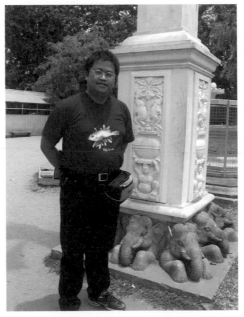

▲ 我是急診醫師，工作壓力繁重，體重91公斤超標，且作息不正常有明顯鮪魚肚。

以前曾在《天下雜誌》看到一則人物採訪，報導的主題是提及到台南參加斷食營的經驗分享。我心念一動，也許這就是我要找的路，立即上網搜尋斷食營。在眾多搜尋的結果中，位於台南玉井的瑜伽斷食營，特別引起我的注意，在這個營隊裡，不但有供應新鮮無毒的蔬果與果汁，還有靜坐與瑜伽的課程。

回想自己在大學時期，曾參加過佛學社，後來因為工作太忙的關係，沒有再繼續靜坐，但是心中念茲在茲，一直很想再

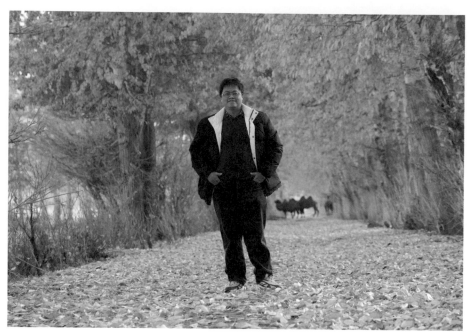

▲2009年，攝於新疆，我最胖的時期96公斤。

深入的學習靜坐。對於瑜伽，也是心儀已久，苦無入門的機
會，所以當下毫無猶豫，馬上報名了二○一○年元旦斷食營
的營隊。一個抉擇影響一生，我的人生，從此發生了天翻地
覆的改變。

2010 年玉井瑜伽斷食營

這個設立在台南玉井的瑜伽斷食營，隸屬於阿南達瑪迦組織。「阿南達瑪迦」乃梵文Ananda Marga的譯音，意即「喜悅之路」，由印度籍靈性導師，雪莉·雪莉·阿南達慕提（Shrii Shrii Anandamurti）於一九五五年所創設之靈性暨社會服務組織。一方面推廣印度傳統密宗瑜伽之修鍊，經由靜坐、瑜伽體位法及道德遵守，從事身、心、靈各個層面的全方位靈性鍛鍊；一方面投入社會服務的工作，像是孤兒院、急難救助等等。

參加斷食營前，我的體重是96公斤，在營隊的五天當中，我總共瘦了2公斤，而且在之後的一年之間，又再瘦了10公斤，之後就再也沒有復胖過，而且困擾我的失眠、心悸、慢性腹痛等症狀，三個月後基本不再犯。

這些身體的改變讓我感到非常的訝異。記得自己在國中時期，身體開始就處於體重失控的狀態，而且也嘗試過各種減肥方法，效果都不持久。那麼，在斷食營當中，到底發生了什麼事呢？

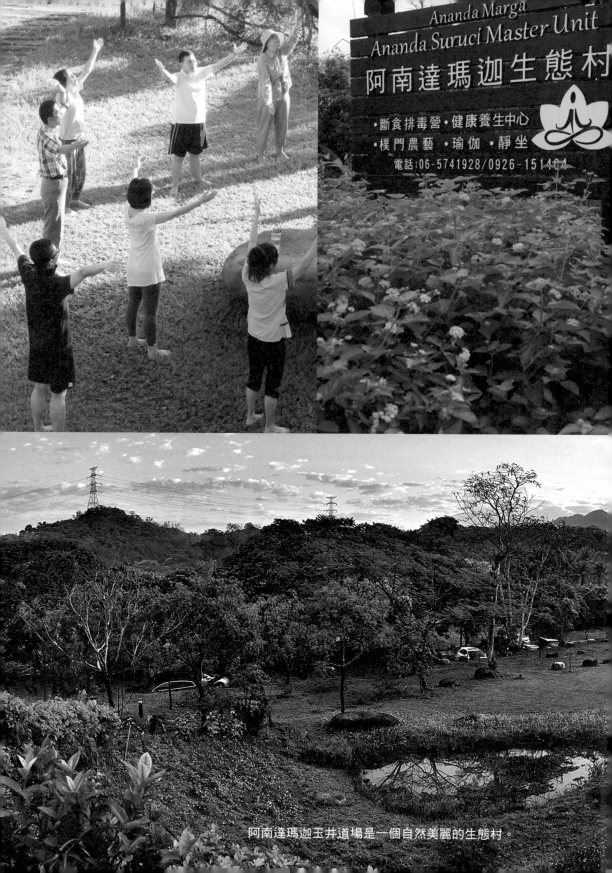

Ananda Marga
Ananda Suruci Master Unit
阿南達瑪迦生態村
•斷食排毒營•健康養生中心
•樸門農藝•瑜伽•靜坐
電話:06-5741928/0926-151464

阿南達瑪迦玉井道場是一個自然美麗的生態村。

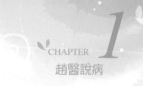

　　第一個意外是原來斷食營並不是完全沒有東西吃。五天的營隊課程安排中，在第三天是只喝檸檬水、不吃東西，前後二天都還是有食物可以吃，而且是很美味的健康食物，第一天、第二天，營隊的老師們幫每位學員準備可口的悅性蔬食與果汁，提供給身體細胞優質的能量。

　　在此之前，我是個美食主義者，放假紓壓的方式，即是旅行及嚐遍世界各地的山珍海味，讓我訝異的是，這麼簡單的蔬食與果汁，不但好吃，吃過之後覺得很滿足，心情也平靜下來。

　　第二個意外是早晨喝大量的檸檬鹽水。我並不是一個特別愛吃酸味的人，但並不排斥。不過營隊裡面用的檸檬數量，還是大大超出我的想像。第二天早上我一共用了九顆檸檬，泡成1000cc濃濃的檸檬鹽水，並且在一個小時內把它喝完。之後就是徹底的解放，把腸道裡面囤積的陳年寶物都給清空了，身體瞬間變得輕盈了，感覺特別的舒暢過癮。之後的每天早上都有喝檸檬鹽水，但是濃度就不像一開始那麼濃了。

　　除此之外，在五天的斷食營之旅，每天早晚都有安排瑜伽與靜坐的課程。當我第一次接觸瑜伽體位法時，就非常喜歡這

悅性食物，就是對身心皆有益處的食物，例如：五穀、豆類、根莖葉菜類、水果、優格等等，但是不包含菇菌類及蛋。

瑜伽食物分類

悅性食物 （對身心皆有益的食物）	**五穀類** • 豆類 • 根莖葉菜類 • 水果 • 優格等奶製品 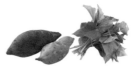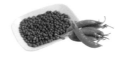
變性食物 （只對身體或心靈一方有益）	• 茶 • 咖啡 • 可可 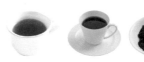
惰性食物 （至少對身體或心靈一方有害）	• 腐敗的食物 • 大型動物的肉（如牛及水牛） • 剛生產過的母牛之牛奶 • 麻醉品（如嗎啡、止痛藥、安眠藥） • 紅扁豆、紫蘿蔔、白茄子、紅落葵（紅梗皇宮菜）、芥菜、洋蔥、蒜、菇菌類 • 熱帶地區的葷食（肉、海鮮、蛋） 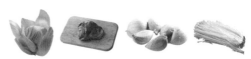

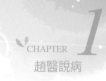

種完全放鬆的感覺，且每次做完體位法的大休息動作後，常常直接躺在地板上睡著了。

狄普提嗎哪難陀（Dada Diiptimanananda）老師的靜坐課程則是引導我們將心從外界收攝回來，往內探索。**在靜坐專注的時刻，好多陳年往事浮上心頭，透過大腦的冥想、沉澱與放鬆，找回身體失去的平衡，猶如是一場心靈排毒似的修鍊，昇華自己的靈性。**

在營隊中擔任自然療法課程教學的沈鳳財老師，也給我帶來很多啟發。彷彿是將我的人生打開了一扇窗，讓我看到人生道路上完全不一樣的風景，當下我在心裡想著：「天啊，為什麼我快四十歲了，現在才接觸到這些靈性與自然療法的知識。如果能早一點知道該有多好！」

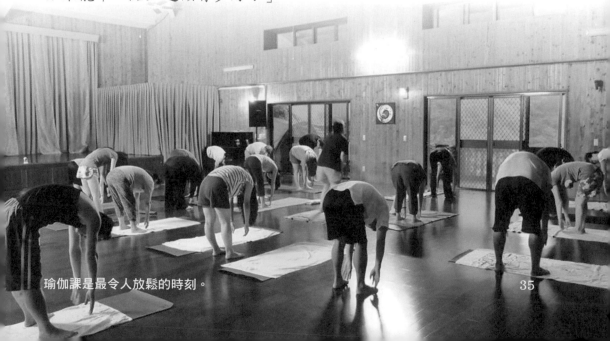

瑜伽課是最令人放鬆的時刻。

五天營隊結束之後，每位學員都覺得身心感到特別的輕鬆，在最後的分享課程時，有不少學員都感動的哭了，因為很多人的一生當中，都沒有體會過這樣的修鍊，原來健康是可以掌握在自己手上的。

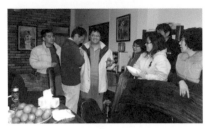
▲ 沈鳳財老師會幫每個學員測試排毒所需的檸檬數量。

這次參加斷食營的經驗讓我深受震撼。回家之後，我堅持早晚練習兩次的靜坐，即使工作再忙，也要做個五分鐘。如果有比較長的空閒，我也會把握時間練習瑜伽體位法。

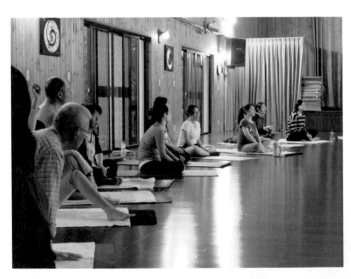

▲ 瑜伽體位法課程，可以幫助斷食排毒的效果。

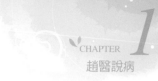

這樣微習慣養成，很快就看到了成效。原本我的肚子很大，持續練習瑜伽身印的體位法招式時，上半身會被肚子卡住，身體無法完全彎下去，但是持續做了三個月之後，發現自己的頭部往下伸展已經可以碰到地面了，當時心裡的激動，真是筆墨難以形容。

從此我相信，只要調整微習慣，每個人都能改善自己的健康。之後我就持續的練習靜坐、瑜伽體位法、改吃悅性素食、每個月做兩次斷食；我的精神與體力持續的進步。我開始想要更進一步的瞭解，這套體系背後的道理是什麼？

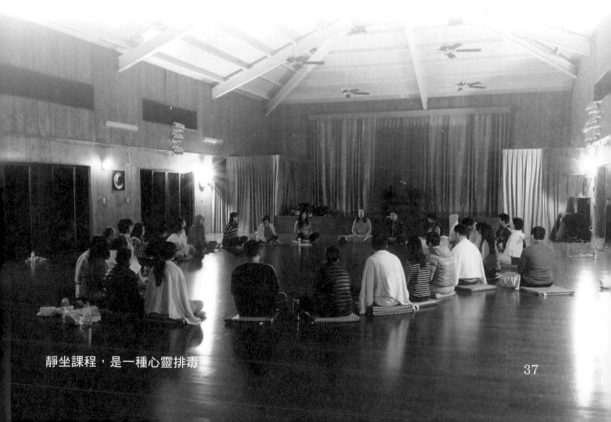

靜坐課程，是一種心靈排毒

從 96 公斤到 56 公斤

二〇一二年時，從斷食營的老師那裡得知，在菲律賓的宿霧，有一個自然醫學訓練課程，為期一個月。課程內容是系統性的講解瑜伽自然療法，以及實做與討論。當時的我已經開始在思考人生規劃與轉型了，所以我就排除萬難，硬是挪出了一個月的假期，參加了這個課程。

與我同行的還有玉井斷食營的幾位老師，有沈鳳財老師、鍾玉容老師、瑜伽難陀阿闍黎等。

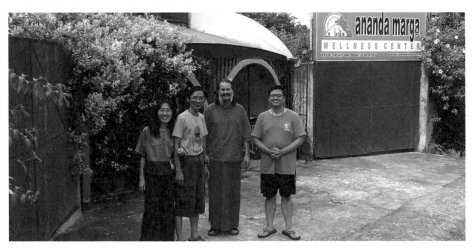

▲2012年與斷食營老師們在菲律賓宿霧「阿南達瑪迦養生中心」進行一個月的修鍊。由左至右為：鍾玉容老師、沈鳳財老師、Dada瑜伽難陀、趙鴻丞醫師（體重約75公斤）。

在宿霧有一個養生中心，主持人是達摩吠陀難陀。他是阿南達瑪迦的出家人。在為期的一個月的課程訓練，達達有系統性的幫我們講解瑜伽自然療法的知識；與此同時，我也進行了長達九天的蔬果汁斷食，這是我第一次執行長期的斷食。每天除了上課之外，還有學習與體驗各種自

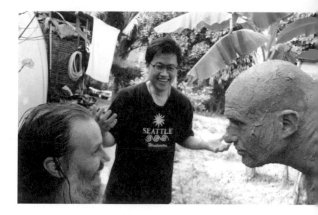

▲ 在宿霧進行泥敷的課程，像磁鐵般吸攝著身體的毒素。

然療法，如日光浴、泥敷、蒸氣浴、水療，當然還有每天的靜坐與瑜伽體位法時間。一個月下來，收穫是頗為豐盛的，不論是在知識與身體健康方面，都有長足的進步。

在九天的流質斷食期，每天都有補充新鮮的蔬果汁、椰子水、檸檬汁，晚上還有美味的蔬菜清湯。除此之外，還會服用

名詞解釋

阿闍黎

阿闍黎（acariya）是梵文發音，意思是教範師。瑜伽難陀阿闍黎來自英國，是阿南達瑪迦的出家人。一般都暱稱男性教範師為達達（Dada），女性的教範師為嫡嫡（Didi）。

白土奶（Bentonite一種火山黏土礦）來吸附腸道毒素，而每兩天會做一次克內魔（Colema）灌腸，對我而言都是新奇的體驗，但我的精神體力一直都保持的不錯，其中也有好幾次的靜坐都非常的深入，是令人難忘的經驗。

　　從宿霧回台灣之後，我開始身體力行在宿霧養生中心學到的知識。很快的，我的精神體力變得越來越好，體重也持續的下降，朝著我的標準體重邁進，雖然**我並沒有刻意的去減肥**。

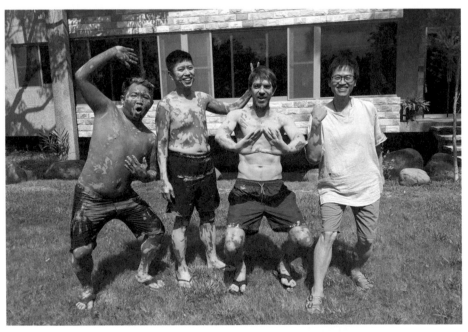

▲2017年在玉井蔬果營與學員們一起回歸大自然，運用泥敷進行身體的解毒、排毒功能。（右一、56公斤的我）

但靠著持續的靜坐與瑜伽體位法的幫助，讓我能夠保持穩定的情緒，而能堅持健康的飲食習慣與生活習慣。身體也逐漸習慣每個月兩次斷食的節奏。**最終我的體重達到歷史最低的56公斤，六年整整減了40公斤。**

名詞解釋

白土奶

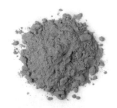

白土奶（Bentonite），是一種火山黏土礦。可在斷食期間服用，用來吸附腸道內的毒素，尤其是帶正電的重金屬毒素。

▲ 白土奶黏土礦粉

克內魔灌腸板

克內魔（Colema）灌腸板，外型是一塊硬塑膠製成的長方形板，可以架在坐式馬桶上，讓人躺在上面進行清水灌腸。灌腸的水大約是20公升，管子上有止水開關可以自行控制。當感覺腸子壓力大時，可以直接解便，克內魔板架在馬桶那一端有開口可以讓大便與灌腸液流入馬桶內。不斷重複灌水與解便，直到將20公升的灌腸液用完為止。

克內魔灌腸可以用來清洗腸道內的污物，在長斷食期間使用，可以緩解倦怠、頭痛等不舒服的症狀。

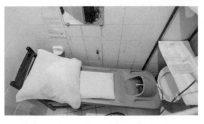

▲ 克內魔板。右方開口架在馬桶正上方。

1-2 生病的真正原因

    斷食營的經歷，讓我重新開始思考，人為什麼會生病這個問題。人生在世，總是難以避免生老病死，大多數的人都是在追尋快樂、避免痛苦，也因此大家都不喜歡生病，覺得這是痛苦的事。自古以來，關於人為什麼會生病這件事，我們的祖先也一直在追尋答案。

    中醫經典《黃帝內經》開篇記載，黃帝問岐伯：「為何古人如此長壽而健康呢？今人為何老的這麼快呢？」，岐伯回

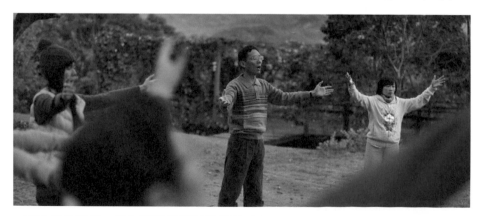

▲斷食營的學員，早起到戶外做運動與深呼吸。

答：「上古之人，其知道者，法
於陰陽，和於術數，食飲有節，
起居有常，不妄作勞，故能形與
神俱，而盡終其天年，度百歲乃
去。」，從這一段話可以清楚知
道，我們的老祖宗認為生活作息
不正常、放縱慾望、情緒失調是
生病的主因，所以想要長壽而健
康，需要知道這個「道」。

那什麼是「道」呢？簡單的
解釋即是「做人的道理」，順著
自然的節律，該吃的時候吃，該
睡的時候睡、該下班就不要加班
趕工作，凡事不過度，同時要有
正確人生的目標。「啥？就這麼
簡單嗎？」沒錯，就是這樣的簡
單。但是這麼簡單的幾句話，其
中的內涵豐富，意味深長。

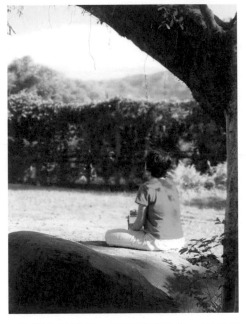

▲生活作息正常，累了就要休息，可以保
持身心健康。

自然節律與生物鐘

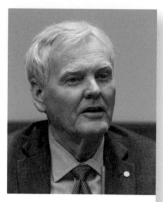

▲ 楊麥可（Michael Young）博士

《黃帝內經》成書兩千年後，西元二〇一七年十二月，在瑞典頒發的諾貝爾生理與醫學獎，頒給了研究生物鐘的紐約洛克斐勒大學的楊麥可（Michael Young）博士等人。楊麥可博士等人成功的找到並分離出細胞內的各種節律基因，像是period（PER）、timeless（TIM）、doubletime（DBT）等等。**細胞是藉由這些染色體DNA上的節律基因的表現來控制生命的節奏，我們稱之為「生物鐘」。**

人類身體內在的生物鐘非常精確，週期大約是25小時左右，但可以跟外界的晝夜變換同步成24小時。每個周邊器官都可以表現出生物鐘，而中樞的生物鐘位於大腦內的視交叉上核（suprachiasmatic nucleus, SCN）。大腦中的生物鐘透過自律神經系統與內分泌系統，與全身的細胞進行溝通協調與同步運轉周邊生物鐘的運行。

人體的各種生理反應，睡眠與清醒、消化與吸收、分解與合成、免疫反應等等，都仰賴全身各個器官系統的通力合作。

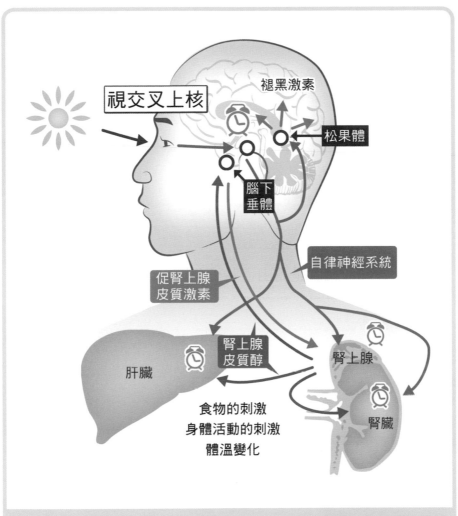

視交叉上核

褪黑激素

松果體

腦下垂體

自律神經系統

促腎上腺皮質激素

腎上腺皮質醇

肝臟

腎上腺

腎臟

食物的刺激
身體活動的刺激
體溫變化

▲ 晝夜生物鐘控制中心是位於視交叉上核 SCN，可以接受日光的刺激，將體內的生物鐘與晝夜變化週期校正與同步，透過自主神經（綠色線）、內分泌系統（藍色與紅色線），與周邊器官的生物鐘同步。

跟人與人之間的合作一樣，大家要約定時間，依靠每個人的手錶來統一彼此的時間數字，否則工作步驟及整體的作業順序一定是一團混亂。人體也是一樣，每個器官的「手錶」也要互相校正，彼此之間才能合作無間。

近年來關於生物鐘的研究突飛猛進，**科學家們已經發現到，生物鐘混亂，會引發內分泌系統、自律神經系統、免疫系統的混亂，進而導致很多慢性病發生**，如失眠、肥胖、糖尿病、心臟病、憂鬱症、癌症等等，而睡覺、飲食、運動等的生活作息不正常，亦是導致體內生物鐘混亂最主要的原因。由此可見，順著大自然的節律來生活，對健康的影響有多麼的重要！

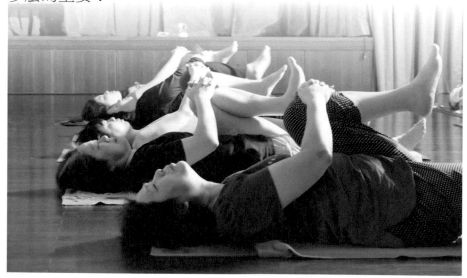

不要太 Over！過與不及都被視為壓力

那麼凡事不過度，又有什麼重要性呢？大家知道，吃的太少、營養不良會生病，但你知道營養過剩也會生病嗎？其實不只是吃飯，睡覺、運動也一樣，過多或過少都不行，都會讓人生病。**對我們身體來說，這種過與不及的狀況，都被視作是一種壓力。對於壓力狀況的處理，會透過自律神經與內分泌系統來反應。**

自律神經與一般感覺與運動神經不同，是我們體內無法靠意識控制的神經，主要控制心跳、血壓、呼吸、體溫、內臟系統等等。自律神經又可分成交感神經與副交感神經。當我們面對壓力時，是交感神經的活性增加，會讓心跳變快、血壓變高、呼吸急促、體溫升高。

譬如說我們早期的祖先在山上突然遇到凶猛的老虎，或是因為種族衝突必須與其他族群展開暴力戰爭時，碰到這一類負面的壓力反應，身體會瞬間提升了交感神經的作用，讓肌肉暫時變得更有力量，不論是要逃跑或是打架都會更有勝算。當壓力解除時，交感神經才會平靜下來，而變成副交感神經興奮起來，讓人體可以安穩休息、進食及睡覺。

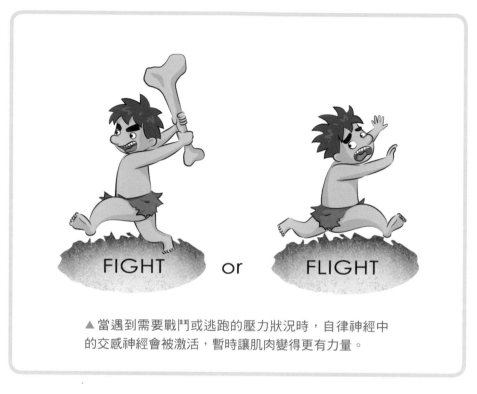

▲ 當遇到需要戰鬥或逃跑的壓力狀況時，自律神經中的交感神經會被激活，暫時讓肌肉變得更有力量。

　　內分泌系統對於壓力的反應，主要是由腎上腺素分泌的各種壓力賀爾蒙。主要有兩種：腎上腺素與腎上腺皮質醇。腎上腺素是用來應對急性的壓力，作用與交感神經類似，而腎上腺皮質醇則是將身體的後勤補給動員起來，分解脂肪與蛋白質，轉換成葡萄糖，提供肌肉與大腦的緊急需求。腎上腺素作用快，皮質醇作用慢而持久。

　　飢餓時、熬夜時、運動過度時，交感神經還是腎上腺，對於壓力的這些反應會幫助我們度過各種緊急狀況。但是**一旦壓力狀況持續的太久，急性壓力變成慢性壓力**，交感神經過度亢奮與壓力賀爾蒙的各種副作用，就會開始出現，例如血糖一直持續偏高會造成糖尿病；大腦一直保持警覺則會變成失眠；蛋白質一直被分解而無法被合成，就無法修復與補充受傷的皮膚、黏膜、免疫細胞，造成皮膚疹、胃潰瘍與免疫力低下。

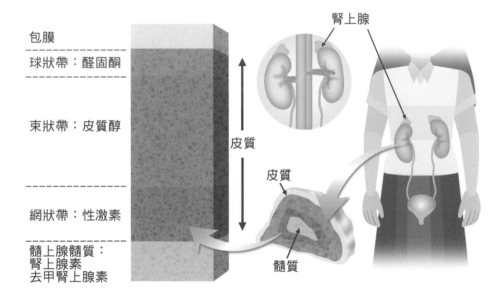

包膜
球狀帶：醛固酮
束狀帶：皮質醇
網狀帶：性激素
髓上腺髓質：
腎上腺素
去甲腎上腺素

腎上腺
皮質
皮質
髓質

▲ 腎上腺位於腎臟上方，呈三角形。腎上腺素來自內層的髓質，皮質醇來自外層的皮質。兩者都是人體的壓力賀爾蒙。腎上腺素是急性壓力賀爾蒙，皮質醇是慢性壓力賀爾蒙。

過度競爭帶來心理壓力

　　各種情緒也是一種壓力的來源。當我們恐懼或生氣時，一樣會啟動身體的壓力反應，交感神經與腎上腺素會被動員起來。情緒壓力也會造成肌肉緊繃、骨架歪斜而導致內臟疾病。現代的文明社會雖然與人打架的機率低，但是另一種型態的戰爭卻無所不在，那就是過度的競爭意識。人生的比賽從很小就

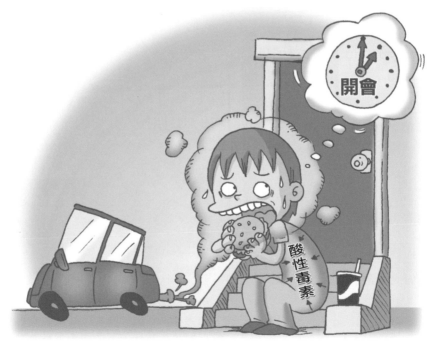

▲情緒的壓力會造成壓力賀爾蒙上升。

開始了，比爸媽、比成績、才藝、學歷、工作、婚姻、財富、到子女成就，無所不比。比輸時的難過是一種壓力，壓力賀爾蒙會持續分泌，而比贏時的快樂呢？咦，居然也是一種會造成壓力賀爾蒙上升的情緒。

快樂與喜悅不同，前者是一種壓力，後者不是。平靜的喜悅在現代社會中是一種難得的品格，而要具備這種的品格，需要有正確的人生觀。什麼是正確的人生觀？**凡是能引導人走向平靜與喜悅的，就是正確的人生觀。**像是慈悲為懷、愛人如己、萬物一體、用合作代替競爭等等。

正確的人生觀可以帶領我們走出種種情緒波動，憂鬱、生氣、焦慮、恐懼、狂喜，心靈逐漸變得平靜而喜悅。當情緒穩定了，壓力賀爾蒙也隨之下降，可以讓我們不再被種種因壓力而產生的慢性病所困擾。

確立正確的人生目標，對於健康的追求非常關鍵，因為**思想會決定行為，行為變成習慣。**各種習慣最終會對健康造成巨大的影響。

壞習慣讓人生病

在宿霧的自然醫學訓練課程中，讓我印象最深刻的是一句話：「肚子不餓的時候吃東西，是累積毒素最常見的壞習慣」。這句話真是完全顛覆我的認知。從小養成的生活習慣，讓我們覺得一日三餐是天經地義的事，即使肚子不餓，吃飯的時間到了，就是該吃飯。沒想到這樣的飲食習慣卻會造成毒素累積，進而影響身體健康。

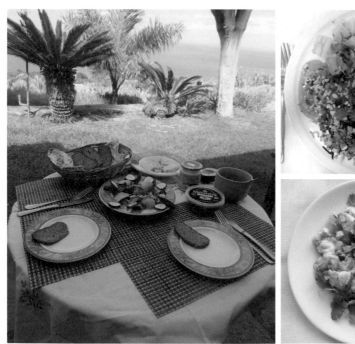
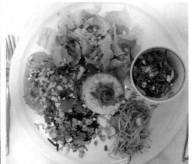
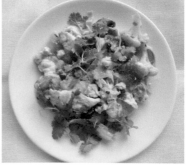

▲肚子不餓時吃東西，即使是健康營養的美食，都會給身體帶來負擔。

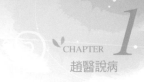

　　毒素是什麼？達達給毒素下的定義是：「沒有被排出的廢物」。毒素的這個定義，比在毒理學中毒素的定義要來的廣。在毒理學中，所謂的毒素是指會對有機體造成損害的物質。但是在達達的瑜伽自然療法中，毒素的這個定義是「沒有被排出的廢物」，卻可能包含一些人們通常不認為是毒素的東西。

　　譬如說鹽，一般不被認為是毒素，但是在年紀較大，或是新陳代謝較差的人群中，卻是會堆積在身體中排不出去的毒素，造成細胞與組織的水腫。又比如說蛋白質，很多人都認為蛋白質是營養素，但是攝取過量的蛋白質會對腎臟造成損傷，或是在人體內引起慢性過敏。

　　除了身體的毒素之外，還有心靈的毒素。鬱積在心靈中的不良情緒，如果無法排解，也是會造成生病的。這些身體與心靈的毒素，才是造成我們生病的真正原因。

▲ 年紀大的人攝取過量的鹽
會堆積在身體，造成細胞與
組織水腫。

排毒，排毒，排什麼毒？

在瑜伽自然療法中，這種廣義的毒素（體內沒有被排出的廢物），我們可以將之分成幾個來源：

❶ 過多的脂肪、蛋白質、醣類等營養素，也算是毒素。

❷ 腸道有害菌產生的毒素。

❸ 因皮膚或黏膜損傷，而進入到體內的大分子。

❹ 體內死掉的細胞、細菌殘骸。

❺ 環境毒素：如戴奧辛、農藥、除草劑、重金屬、環境賀爾蒙、塑化劑、有毒石化塑膠產品等等。

許多壞習慣，像是熬夜、不喝水、吃宵夜、長期坐著打電腦，都會讓身體產生廢物的數量增加，排出廢物的能力降低。這些來不及排出的廢物，就是一種毒素，會開始產生各種症狀與疾病。

　　肥胖就是其中之一，我自己以前也是深受其害。由於長期熬夜、壓力、蔬果不足，新陳代謝變差，造成過多的脂肪堆積在身體內，使得器官功能衰退，造成多種慢性病。**脂肪細胞是一種會分泌發炎因子的內分泌器官，甚至會讓全身到處發炎，變成所謂的發炎體質。**肥胖與飲食內容、飲食習慣、生活作息不正確有很大的關係。

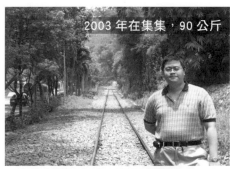
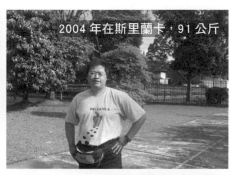
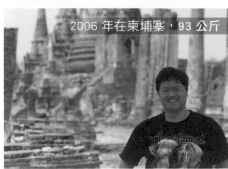
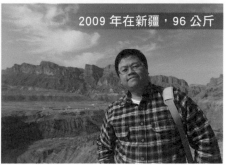

▲ 2009年之前，喜歡到處旅行的我，重達近百公斤。

消化不良是萬病之源

我們每天吃下去的食物,如果可以完全消化吸收及排泄的話,就不會造成問題。但是如果因為種種原因而造成消化不良,這些沒有消化完全的食物,就會滋養腸道的細菌。這些食物會被腐敗菌發酵、利用,產生各種的代謝廢物,有些廢物對人體是有毒的。

根據日本的微生物學家本間道、光岡知足的研究,腸道腐敗菌可能會產生氨、硫化氫、糞臭素、腐肉素、屍毒素、神經鹼等十幾種有害物質。這些有毒物質,經由大腸與肝臟之間的門脈靜脈系統,直接進入到肝臟。

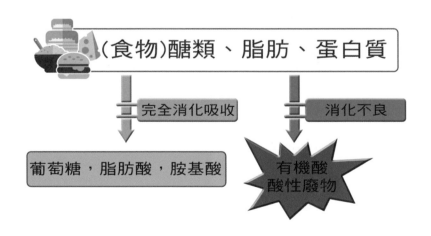

　　如果肝臟的解毒力正常的話，就可以把這些毒素完全分解，但要是因為缺乏營養素、缺乏能量或其他原因，肝臟無法將這些毒素完全分解，則這些毒素就會進入到人體全身的血液中，造成全身各個器官的慢性發炎。

　　存在腸道裡的腐敗菌與毒素，也可能造成慢性發炎，而引起腸漏症。小腸黏膜細胞原本是緊密結合，不會讓腸道裡的細菌、食物大分子進入。但是如果產生了慢性發炎，就會造成小腸黏膜細胞之間產生縫隙，讓這些細菌與食物大分子進入淋巴與血液當中，進而引起慢性過敏或發炎。失眠、自律神經失調、過敏性鼻炎、過敏性皮膚炎、關節肌肉疼痛等等，都可能是這種慢性發炎的結果。

　　毒素累積與酵素不足有很大的關係。我們先來瞭解一下酵素是什麼？酵素是近幾年非常流行的養生食品。但其實所謂的**酵素，又稱為酶，本質是一種蛋白質分子。**所有的生物幾乎都會分泌酵素，我們人體自己也會分泌。市面上賣的酵素，主要是來自植物與細菌發酵而來的酵素。

　　酵素是人體內各種生化反應的催化劑，要是人體分泌的酵素不足的話，很多生理功能都要停擺了，例如食物的消化、廢

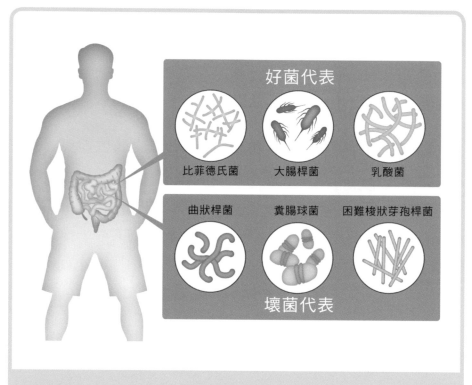

好菌代表

比菲德氏菌　　　大腸桿菌　　　乳酸菌

曲狀桿菌　　　糞腸球菌　　　困難梭狀芽孢桿菌

壞菌代表

▲腸內好菌幫妳產生營養素、提升免疫力；腸內壞菌產生毒素，造成發炎。

物的清除、合成新的紅血球細胞、合成各種內分泌賀爾蒙等等。合成酵素的原料是各種氨基酸，加上鎂、鋅、硒、錳等等酵素活性元素。此外，合成酵素也要耗費身體的能量。因此，身體合成酵素的能力是有限的。

酵素要正常運作，還需要一些輔酵素與維生素的協助，譬

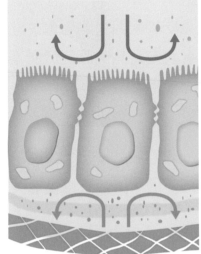
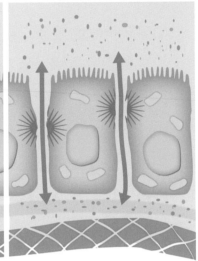

健康的小腸黏膜　　　　　滲漏的小腸黏膜

紅色：為營養素、蛋白質與　　藍色：為消化完全的蛋白分子、
　　　免疫球蛋白等　　　　　　　細菌、黴菌與毒素等

▲ 腸漏症是由於發炎造成小腸黏膜細胞之間的緊密連結被破壞，使得腸道中的
大分子蛋白、細菌、黴菌等可以進入體內，造成過敏等各種全身症狀。

如說輔酶Q10、維生素B群。另外像是一些**抗氧化劑，如維生素C、維生素E、硫辛酸，可以幫忙清除自由基**。自由基過多時酵素會失去功能，因此這些抗氧化劑可以讓酵素恢復功能。我們身體也需要這些營養素，讓酵素能夠正常運作。

　　酵素可以大致分成兩種，一種是用來消化食物用的消化酵

素，其他的酵素我們稱之為代謝酵素，用來統稱身體內各種新陳代謝所需的酵素。我們的身體會優先製造消化酵素。

所以如果我們吃的太多、或是吃的東西太難消化，就會消耗太多的消化酵素，這樣一來，就沒有足夠的原料與能量來產生足夠的代謝酵素了。

若是代謝酵素不足的話，身體很多新陳代謝的生化功能就無法順利的進行，譬如說死去的細胞殘骸的清除。**身體的廢物清除不掉的話，也是會造成身體機能的下降或是慢性發炎，因而形成各種的症狀。**

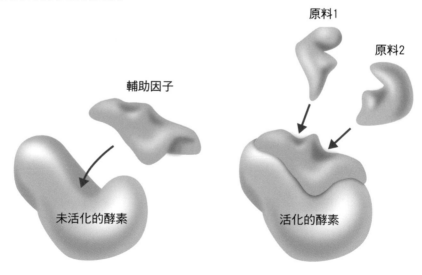

▲酵素要與輔助因子結合，才會變成有活性的酵素。

代謝酵素不足，也會造成肝臟解毒能力變差。像是農藥、除草劑、重金屬、有毒塑膠等等這些環境毒素，對人體的傷害就會變得更大了。因此，代謝酵素不足，會造成人體內毒素的快速累積，因而開始產生不適的症狀與疾病。

毒素如果堆積在內臟器官裡面，就會影響到原本器官的功能，像是堆積在肝臟中的脂肪造成脂肪肝、堆積在胰臟中的類澱粉蛋白質、堆積在大腦中的類澱粉蛋白質。這就好像一個房間中如果堆滿的雜物，就會影響到原本房間功能的正常使用，所以隨著這些器官中的廢物越來越多，肝臟、胰臟、大腦這些器官的功能也就越來越差。

當缺乏營養素與酵素時，無法以正常管道將毒素分解與清除。此時，我們身體的免疫系統會試圖以發炎的方式來清除毒

毒素累積可能會造成 3 種後果

1.
毒素會造成器官功能下降。

2.
毒素會造成慢性發炎。

3.
毒素會造成有害微生物的增生。

素，但是**發炎可能會造成紅、腫、熱、痛等症狀，讓人覺得不舒服；發炎之後的纖維化，也會進一步讓器官功能退化。**

　　組織器官堆積的廢物也會引來有害的微生物，例如細菌與黴菌的增生，而細菌與黴菌的代謝產物會進一步毒害器官，引發免疫細胞的攻擊、造成發炎。**這也是毒素會造成我們生病與症狀的原因。**

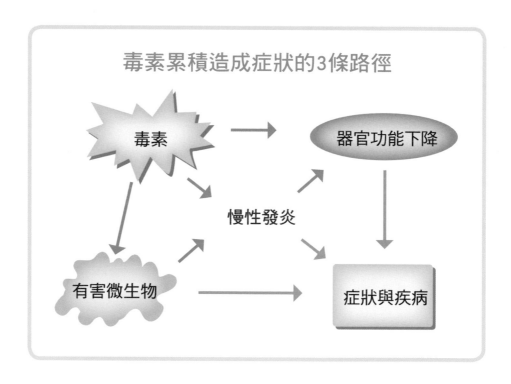

毒素累積造成症狀的3條路徑

毒素

器官功能下降

慢性發炎

有害微生物

症狀與疾病

　　古人說：「*病從口入。*」，真是生活智慧的結晶。讓我們
總結一下前面幾段講的重點：消化不良會造成腸道中有過多的
食物殘渣，引起腐敗菌增生，產生毒素，也會造成腸道慢性發
炎，引發腸漏症，讓更多的毒素進入體內。消化不良也會消耗
過多的消化酵素，造成代謝酵素不足，體內的廢物開始堆積，
同樣會造成慢性發炎，讓器官功能變差。

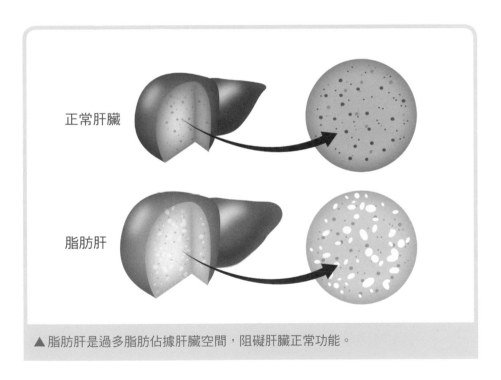

正常肝臟

脂肪肝

▲ 脂肪肝是過多脂肪佔據肝臟空間，阻礙肝臟正常功能。

所以說：「為什麼沒有食慾的時候吃東西，是造成體內毒素累積最主要的壞習慣呢？」，因為當我們沒有食慾時，體內消化液的分泌是不足的，此時吃東西很容易造成消化不良，也就容易造成毒素的堆積與產生各種不適的症狀了。因此，如何避免消化不良，是我們整個健康養生之道的重點。

正常大腦　　　　　　阿茲海默症病人的大腦

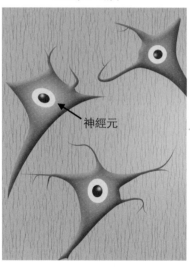
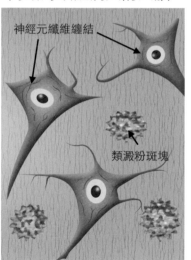

神經元纖維纏結

神經元

類澱粉斑塊

▲（左圖）正常人大腦中的神經元。（右圖）阿茲海默症患者的大腦，神經元之間堆積著各種類澱粉蛋白的班塊。

1-3「急性疾病」毒素累積的第一階段

　　根據毒素在我們身體累積的程度，我們可以把**毒素造成的症狀與疾病，分成三個階段：急性疾病、慢性疾病、器官衰竭。**首先我們來看看毒素累積的第一階段，會產生哪些急性症狀：

1.疲倦

　　當體內廢物開始增加時，我們身體會開始採取各種手段來加速廢物的分解與排出。首先我們會感到疲倦，這是因為血液中的廢物與毒素影響到了我們的大腦。**疲倦會讓我們多休息，這樣就可以節省一些能量，供應肝臟與腎臟解毒與排毒的需求。**當毒素量更增加時，我們就會開始覺得頭暈與頭痛，這是身體發出一個更強的訊號，強迫我們不要工作，該去休息了。

2. 咳嗽、流鼻水

呼吸道的廢物排出會增加痰與黏液，而咳嗽可以幫忙排出這些呼吸道的廢物。流鼻水則可以幫忙排出鼻腔的廢物。這些症狀都是有助於體內廢物的排除。

3. 嘔吐、腹瀉

當血液中的廢物與毒素增加時，會引起嘔吐反射。當胃部受到濃度太高的毒素刺激時，也會引起嘔吐。藉由嘔吐可以將胃道的廢物與毒素直接排出來。另一方面，**嘔吐可以順道排出一些胃酸，可以降低一些血液的酸性**。這樣可以平衡一下體內因為酸性毒素增加而造成的酸鹼不平衡。

腸道毒素濃度太高時，就會引起拉肚子，加速毒素排出的速度。在急性腸胃炎時，不要太早用藥物止瀉，否則會讓這些毒素留在體內，沒有排乾淨。

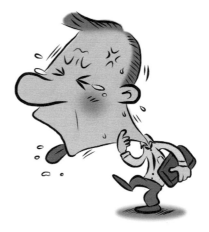

▲ 嘔吐可以排出胃酸，降低血液的酸性。

4. 皮膚疹、黏膜潰瘍

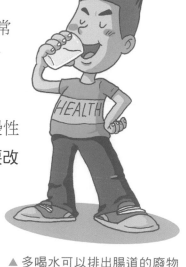

當體內毒素太多時，無法藉由正常
管道排出毒素時，就有可能透過皮膚
疹與黏膜潰瘍這種不正常的方式排毒。

皮膚與黏膜的毒素過多，會造成慢性
發炎，也會造成有害微生物的增生。**要改
善皮膚與黏膜的症狀，最好的辦法
就是要多喝水**，加速毒素從腸道與
尿液的排出。

▲ 多喝水可以排出腸道的廢物
及身體的毒素。

5. 發燒

當體內毒素過多，免疫系統或其他器官功能低落，可能就
會引起病毒、細菌或黴菌的增生與入侵，這時候就會造成發
燒（體溫超過38度C）。發燒是人體為了反制這些入侵的病原
菌，而採取調高體溫的手段。

當白血球開始與這些病原菌作戰時，如果敵軍太過強大，
就需要呼叫支援。白血球會釋放細胞激素IL-6（interleukin-6）
等產熱素，通知大腦下視丘下令將體溫調高。全身就開始動

員起來，皮膚的血管會收縮
減少散熱，豎毛肌收縮讓體
毛豎立起來變成保暖的「毛
衣」，這就是所謂的雞皮
疙瘩。甲狀腺素的分泌會增
加，加速全身細胞的呼吸作
用，產生更多的熱量。肌肉
有時也會發抖來幫助產熱。

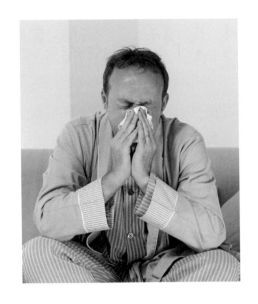

　　這麼大費周章的發燒起來，有什麼好處呢？首先是動員全
身的白血球進入備戰狀態，往戰場聚集。其次是大多數的病原
菌，在高溫時生長速率會慢下來。同時發燒也是對人體的提
醒，告訴自己生病了、感染了，該做一些事情來幫助身體復原
了，例如多穿衣服、多休息、多喝水、檢查身體是不是有傷口
等等。

　　如果毒素被排出，病原菌被打趴下了，警報就會解除，就
會開始流汗退燒了。

1-4「慢性疾病」毒素累積的第二階段

　　在急性期的時候，如果我們可以**配合身體排毒的需求**，好**好的休息、補充水分，身體內的毒素降低之後，就可以恢復活力**。但是如果毒素太多，或是沒有好好的休息，或是身體沒有解毒所需的營養素，那毒素就可能無法完全排出，而堆積在體內。這些堆積在體內的毒素，就會造成林林總總的慢性症狀。我們舉幾個例子來說明：

1. 高血壓

　　自從美國心臟協會在二〇一七年十一月調整了高血壓的診斷新標準，被視為高血壓的病人數增加了一倍，可以說兩個美國人中就有一位是高血壓的患者。按這個比例，我們說高血壓是最流行的慢性病一點都不為過。

　　血壓是血液施加在血管壁的壓力。血壓受兩個因素的影響，一個是血液量的多寡，一個是血管的彈性。**血液量又與血**

液內的鹽分與廢物分子的多寡有關，鹽分越高、廢物越多，就會吸收越多的水分，造成血液的量過多，血壓也就會越高。

血管的彈性與血管壁動脈粥狀硬化的程度，還有所流經的器官組織的彈性有關。動脈粥狀硬化是過多的毒素累積在血管壁，進而造成慢性發炎而引起的。造成動脈粥狀硬化斑塊的毒素，主要是過多的脂肪造成。

人如果缺乏運動，就無法消耗多餘的熱量，這時候吃太多油脂就會造成問題，如果吃進去的油脂還是更難消化的反式脂肪（氫化植物油、酥油、奶精）就會更慘。動脈粥狀硬化越嚴重，血壓就越高，也就更容易發生心血管急症，例如心肌梗塞與腦中風。

2017 年最新版高血壓指南

血壓類別	收縮壓		收縮壓
正常血壓	<120 mm Hg	且	< 80 mm Hg
血壓偏高	120 ～ 129 mm Hg	且	< 80 mm Hg
高血壓			
1 級高血壓	130 ～ 139 mm Hg	或	80 ～ 90 mm Hg
2 級高血壓	≧ 140 mm Hg	或	≧ 90 mm Hg

資料來源：Whelton PK, et al. 2017 High Blood Pressure Clinical Practice Guideline.

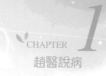
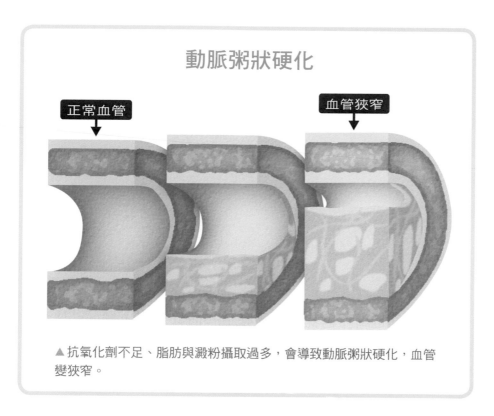

動脈粥狀硬化

正常血管

血管狹窄

▲ 抗氧化劑不足、脂肪與澱粉攝取過多,會導致動脈粥狀硬化,血管變狹窄。

自律神經也會影響血管的彈性。壓力與慢性發炎會讓身體長期處於交感神經過度亢奮的狀況下,造成血管平滑肌緊繃,而造成高血壓。

血管所流經的器官組織也會影響血壓。硬化的內臟、僵硬的肌肉、發炎與水腫的組織,都會壓迫流經其中的血管,造成血壓升高。

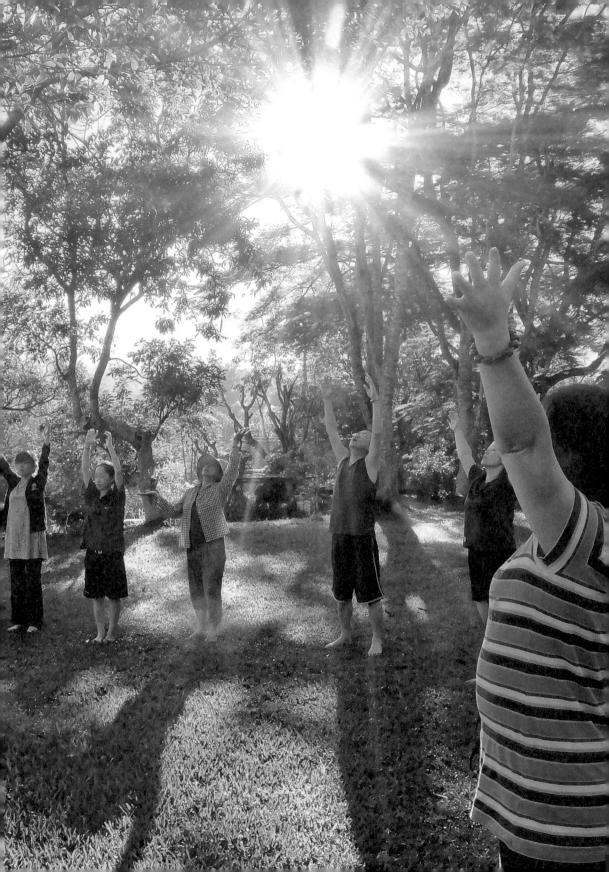

　　堆積在血管的廢物，會讓血管管徑變小，也會讓血管失去彈性，這會讓血壓升高，而堆積在器官與肌肉組織的廢物，會讓器官失去彈性而變硬、對器官內部血管的壓力變大，要將血液送入這些組織，就需要更高的血壓。在血液中的毒素與過多的鹽分，則會造成高滲透壓，留住過多的水分，也會造成血壓高。

　　這些因素的總和，就會讓我們的血壓居高不下。所以要想要逆轉高血壓，就要想辦法排出器官、組織、血管、血液中的毒素，才能讓血壓下降到正常的範圍。

2. 高血糖

　　自古以來，糖尿病就是一種富貴病，很多歷史上的皇帝與文人，像是漢武帝、蘇東坡、胡適等人，都是糖尿病患者。到了現在，普通人的生活都過的比古代帝王要好的多，糖尿病變的越來越普遍，也就不足為奇了。長時間在室內坐著工作、耗費許多腦力、熬夜、壓力大、缺乏運動、飲食精緻、沒有節制的性行為，這些都是很容易得到糖尿病的生活習慣。

　　糖尿病是指身體對葡萄糖的處理能力降低，造成血液中葡萄糖（血糖）的濃度增高。血糖的控制牽涉到四種器官：肝

臟、胰臟、脂肪細胞、肌肉細胞。

　　肝臟是處理血糖的總管。我們進食之後，食物中的澱粉，會被分解成小分子的葡萄糖，提供身體細胞利用產生能量。多餘的葡萄糖，可以濃縮的形式，儲存在肝臟與肌肉。當身體需要能量時可以快速的釋放出來。但是肝臟與肌肉儲存葡萄糖是有限量的，超量的葡萄糖就要轉換成脂肪，儲存在脂肪細胞中。這個工作主要還是由肝臟負責，合成好的脂肪以脂蛋白的形式，經由血液送到脂肪細胞去儲存。

　　如果我們吃飯的速度太快，又吃下很多精緻澱粉食物與甜食，血糖就會上升的太快。血糖過高會降低免疫力，損傷血管、心臟、腎臟，造成白內障等等。為了避免血糖過高傷害身體，胰臟就會增加胰島素的分泌來降低血糖。胰島素會加速血糖進入脂肪細胞與肌肉細胞，讓血糖可以降下來。

　　進入脂肪細胞的血糖會轉變成脂肪儲存起來。脂肪細胞可以變成2～3倍大，來容納過多的脂肪。如果人體一直處於能量過剩的狀態，脂肪細胞也可以變多，來儲藏更多的脂肪。因此，在肝臟、胰臟、肌肉、脂肪的通力合作之下，我們的血糖就可以一直保持穩定。

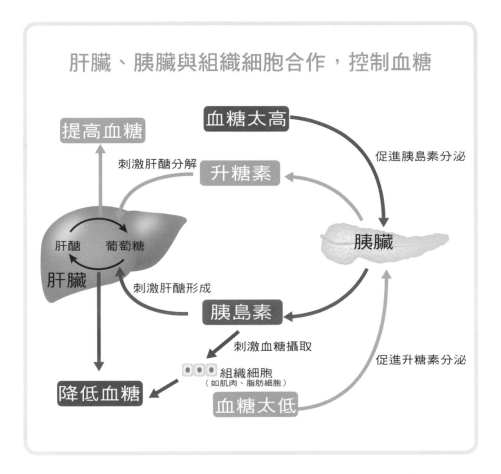

肝臟、胰臟與組織細胞合作，控制血糖

提高血糖

血糖太高

刺激肝醣分解 升糖素

促進胰島素分泌

肝醣　葡萄糖

肝臟

胰臟

刺激肝醣形成 胰島素

刺激血糖攝取

組織細胞
（如肌肉、脂肪細胞）

降低血糖

血糖太低

促進升糖素分泌

　　但是，事情不會總是那麼順利的。首先，如果我們總是一直吃，沒有休息，那麼胰島素就會一直分泌，血液中的胰島素會一直處於很高的濃度。久而久之，肝臟、肌肉、脂肪細胞就會產生胰島素抗性，這時就需要更高的胰島素才能產生效果。

其次，如果身體缺乏體力勞動，儲存的脂肪只進不出，脂肪細胞變大的太快，就會發生血液供應跟不上的狀況。有些缺血的脂肪細胞會缺氧死掉，身體會用發炎來清理這些死掉的脂肪細胞。發炎有兩個壞處，一個是會提早產生胰島素抗性，一個是發炎之後的纖維化，會限制脂肪細胞的生長，之後就沒辦法儲存那麼多的脂肪。

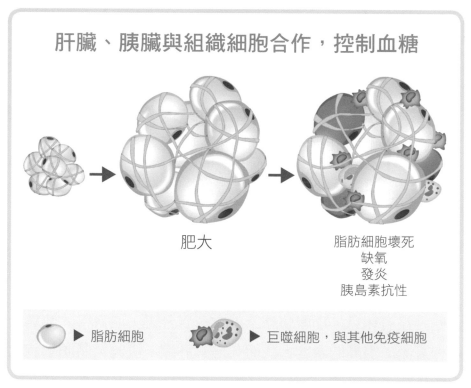

肝臟、胰臟與組織細胞合作，控制血糖

肥大

脂肪細胞壞死
缺氧
發炎
胰島素抗性

▶ 脂肪細胞　　　　　　　▶ 巨噬細胞，與其他免疫細胞

▲ 脂肪細胞快速的儲存的太多的脂肪，容易造成血液供應不及而缺氧、壞死、發炎，產生胰島素抗性。

再者，來自身體與心理的壓力，也是破壞血糖穩定的兇手。例如我們晚睡或是常常處於緊張情緒時，腎上腺會分泌壓力賀爾蒙，叫做腎上腺皮質醇。壓力賀爾蒙會抵銷胰島素的作用，讓身體的血糖上升。胰臟也只好持續的分泌胰島素來抵抗高血糖。久而久之，胰臟、肝臟、脂肪細胞，大家都累垮了，血糖也就控制不住了。

3. 類風濕性關節炎

類風濕性關節炎是一種自體免疫疾病。所謂自體免疫疾病，就是免疫系統不正常的攻擊自身的組織。其他像是紅斑性狼瘡、多發性硬化症，也都是屬於自體免疫疾病。

腸內細菌組成、內分泌系統、自律神經系統，都與免疫調控有關，而過多的毒素會造成腸內腐敗菌增加、益生菌減少、內分泌失調與自律神經系統失調，因而造成免疫失控的狀況。免疫系統因此不分青紅皂白的攻擊自身的關節組織。另一方面，**過多毒素也會堆積在關節與韌帶、肌腱中，造成關節功能的退化，引起反覆的慢性發炎**。最後的結果就是關節的變形與失去功能。

透過生活與飲食習慣的改善，讓腸內菌、內分泌系統與自律神經系統回復正常，才能讓免疫系統的調控變得正常，改善自體免疫疾病的病情。

4. 自律神經失調

過多的毒素也會造成神經系統的功能失常。神經細胞的特色就是會伸出很多細細長長的神經纖維，與其他神經或組織細胞產生聯繫。這些神經纖維可能很長，而在神經纖維的外面，包著一種叫髓鞘的組織。髓鞘可以造成絕緣的效果，讓神經纖維的傳導更迅速。

髓鞘的組成，脂肪佔的比例很大，也因此特別容易受到脂溶性毒素的影響。如果神經細胞因為毒素而造成慢性發炎，就會影響到神經的功能。大腦的中樞神經細胞、周邊的自律神經細胞，都可能會因為這樣的慢性發炎，而造成功能失常。

自律神經失調，就會引起種種的症狀，例如心悸、呼吸急促、胃食道逆流、便秘等，而大腦神經失調，就會引起失眠、記憶力減退、情緒不穩等症狀。

1-5「器官衰竭」毒素累積的第三階段

隨著毒素不停的累積，器官功能不斷的下降，到達一個臨界點，就會造成過多的細胞壞死。到了這個階段，就會造成部分器官功能，永久性的喪失，例如肝硬化、末期腎病、心臟衰竭、心肌梗塞、腦中風等等。

1. 肝硬化

過多的毒素會造成肝臟慢性發炎，也會造成有害微生物增生。肝臟反覆的發炎，就會造成肝臟被纖維組織占滿，變成肝硬化。肝硬化會造成疲倦、腹水、消化道出血、黃疸等症狀。

2. 末期腎病

腎臟與肝臟是人體內排毒負荷量最大的兩個器官，所以也容易被毒素所傷害。脂溶性毒素可以從肝臟排出到膽汁中，水

溶性的毒素則大多數經由腎臟排出。當我們喝的水不足時，或是全身毒素一直太高時，尿液的毒素濃度就會增加，時間一久，就會傷害腎臟、輸尿管、膀胱、尿道等整個泌尿系統。

因為糖尿病或是高血壓，造成的腎臟血管病變，使得腎臟一直處於缺血的狀況下，久而久之，腎臟壞死的細胞就會越來越多。自體免疫疾病，造成人體的免疫系統錯誤的攻擊腎臟細胞，也會讓腎臟細胞壞死。

當腎臟細胞被破壞的比例過高時，腎臟功能就會喪失，無法過濾血液產生尿液。這時就要靠血液透析（洗腎）來維持生命了。

3. 心臟衰竭、心肌梗塞

供應心臟肌肉的血管叫做冠狀動脈，當冠狀動脈變狹窄時，就容易造成心肌缺氧。久而久之心臟功能就會變差，變成慢性心臟衰竭。如果冠狀動脈血管內皮因發炎而破損時，就會造成血管壁中的硬化斑塊破出而阻塞血管，造成心肌梗塞。每次心肌梗塞都會引起更多的心肌細胞壞死，心臟功能進一步變差，最終也是變成心臟衰竭。

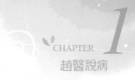

4. 腦中風

　　人體內的毒素增加，會造成血栓的機率增加，而肝臟是負責調控人體凝血功能的器官之一，所以肝臟功能變差，也會造成凝血機制失常，產生更多的血栓。全身的慢性發炎，容易產生血栓。靜脈慢性發炎會造成靜脈瓣膜破壞，靜脈流速變慢，也容易產生血栓。

　　當腦血管被血栓完全塞住時，就會造成缺血性腦中風，部分腦細胞的壞死。反覆性的腦中風，就會造成大腦功能越來越差，最終失去自我生活的能力。

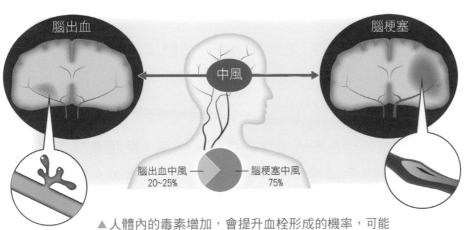

腦出血　　　　　中風　　　　　腦梗塞

腦出血中風 —　　　　— 腦梗塞中風
20~25%　　　　　　　75%

▲人體內的毒素增加，會提升血栓形成的機率，可能造成梗塞性腦中風。血管壁受到毒素的影響而變得脆弱，可能會破裂出血，形成出血性腦中風。

5. 癌症

　　癌症代表人體酵素系統與免疫系統的嚴重失調。癌細胞來自於人體細胞的基因突變。從正常細胞到癌細胞往往會經過數十次的基因突變。突變的程度越嚴重，細胞也就越不正常，最終變成癌細胞。

　　癌細胞的特徵就是不受限制的分裂與生長，最終佔據了人體內的重要器官，造成器官衰竭。癌細胞在演變的過程中，人體的酵素系統有很多機會可以矯正這些出錯的基因，但是如果酵素系統崩潰時，就無法及時矯正這些錯誤。

　　而基因突變無法被矯正的細胞，原本免疫系統可以將之摧毀。然而，不健康的免疫系統也無法將這個任務做好。最終導致癌細胞越長越多，終於演變成無法收拾的狀況，最終導致人體死亡。

　　酵素系統矯正基因突變是第一道防線，免疫系統是第二道防線，這兩道防線被突破之後就會導致癌症的產生。開刀、化學治療、放射線治療、標靶治療等等現代化醫學方法，雖然可以去除與破壞癌細胞。但是如果無法強化自身的酵素系統與免疫系統，則癌症還是很容易復發的。

　　癌症的治療，除了身體的重建外，還需心理的重建，否則療效無法持久。容易得到癌症的人格特質有兩類：一類是逆來順受、勉強自己、害怕衝突的鴿派，一類是完美主義、自我要求高、不放心別人做事、愛面子的鷹派。不論是鴿派還是鷹派，當外在環境與內在心理衝突太大，無法協調時，就容易演變成癌症。外在社會環境是很難改變的，能夠改變的，只有自己的個性。

　　人格改造要先有正確的認知，再來是練習新的行為，行為變成習慣，新習慣變成新的人格，養成新習慣的技巧可詳閱第二章。關於癌症治療的心理認知，在此有三點與大家分享：

　　一、宇宙是永遠愛你的朋友，萬物一體，我們都不孤單。穿過躁動不安的意識與潛意識，我們的內在有著無限的愛。

　　二、盡力做事，但對於結果則完全臣服。所有發生的事都是有原因的。如果我們知曉一切因果，當知一切都是最好的安排。

　　三、生命是永恆的。任何肉體的死亡都只是一種生命型式的轉換，我們不需恐懼，也無須憂傷。

1-6 從身體排毒到心靈排毒

　　當我們知道生病的原因，就能夠做出相對的因應之道。由於不良的生活習慣與飲食習慣，長期的身心壓力，造成體內毒素堆積、內臟器官與免疫系統衰弱，而產生種種的急性與慢性疾病。**心靈的毒素是疾病的根源**，但是身體的毒素比較容易排除。想要獲得真正的健康，就要將這些身體與心靈的毒素排除，讓免疫系統、自律神經系統、內分泌系統、五臟六腑，通通恢復正常的運作。

　　人的行為往往受到各種情緒的影響，像是自卑、恐懼、嫉妒、怠惰、驕傲、懊悔、好勝，慢慢養成各種心理習慣與生活習慣，所以說：「*心靈的毒素是疾病的根源。*」，如果能夠排除根源的心靈毒素，對於治療疾病有立竿見影之效，但是這並不容易。這些情緒傾向來自於深層的潛意識，力量十分強大。

　　先從排除身體的毒素做起，身體的毒素降低了，體力、腦力與情緒都會得到改善。之後就要想辦法徹底拔除造成生病的心靈毒素，才能避免故態復萌、舊疾復發。

CHAPTER 2
健康療癒力從微習慣開始改變

　　我們知道要改變飲食、生活習慣、節制慾望，才能得到真正的健康了。但問題是：怎麼做？改變自己從來不是一件容易的事。接下來，我要跟大家分享我的經驗與思考，關於怎麼做才能獲得健康所需的療癒力。

　　首先跟大家介紹健康療癒的原理，包含如何清理身體垃圾，如何得到能量與營養素，淋巴與氣血循環，還有骨架與肌筋膜。其次會教大家一些養成好習慣的技巧，主要是透過微習慣策略，讓養成好習慣變得容易，有助於健康療癒力。

2-1 排毒的五個關鍵要素

　　我們已經討論過，堆積在我們體內的各種廢物，造成的慢性發炎、器官功能下降、致病微生物增生，是造成各種疾病與症狀的原因。接下來的問題就是：「要怎麼做才能清除這些組織細胞內的廢物垃圾，達成真正的療癒？」

　　五個關鍵詞是：酵素、能量、營養素、氣血循環、骨架。

　　要分解這些廢物與毒素，我們必須有足夠的酵素去進行分解毒素的生化反應，也要有足夠的能量供應讓分解反應可以持續。酵素要發揮最大的作用，還要有一些營養素，像是礦物質、微量元素、維生素等等。

　　當這些毒素被分解之後，我們還得想辦法將他們排出體外，這才算完成了完整的排毒，這就牽涉到是否有好的氣血循環與端正的骨架。以下我們就一一的解釋，完成排毒所需要的各種條件與步驟。

關鍵 1、節省酵素

堆積在我們身體細胞中的廢物與毒素，需要靠我們自身的酵素來分解。不過我們身體每天的運作，也都需要酵素。當我們白天工作時，不論是腦力工作或是體力工作，覓食、進食與消化食物，都會消耗許多營養素與能量，也會產生許多廢物。**能量的產生與廢物的代謝，都是一種生化反應，也都需要許多酵素的參與。**所以白天我們工作時，大多數身體產生的酵素，都拿來支援這些日常活動了。只有當我們放鬆、休息與睡眠時，這些酵素才有機會，去分解堆積在組織與器官中的廢物。

有人會想說，如果需要酵素才能分解這些廢物、毒素的話，那我多補充一些酵素，不就可以了嗎？要回答這個問題，我們要先瞭解酵素是什麼？酵素的本質是一種蛋白質，是由人體細胞所製造的。**外來的酵素，不論是吃的或是腸內細菌所產生的，無法進入到身體裡面，所以無法藉由外來的補充，來幫助身體進行各種新陳代謝所需要的代謝酵素。**

但是這些補充的酵素，可以幫忙分解腸道中的食物與廢物，這樣一來，還是可以幫助身體不用分泌那麼多的消化酵素，而節省下來的這些製造酵素的營養素與能量，就能讓身體

的細胞利用，生產新陳代謝所需的各種代謝酵素，所以這些外來酵素起到的作用，只是是間接幫助身體排毒。

但是真正起到決定性因素的，還是我們身體是否能夠產生足夠的代謝酵素來分解不需要的廢物，合成身體需要的營養素與物質。打鐵還需自身硬，那我們來看看，要如何才能增加自身合成的代謝酵素。

酵素一般是由幾百個氨基酸構成的蛋白質，氨基酸是組成蛋白質的基本單位。我們獲得氨基酸的來源是食物中的蛋白質，經由胃蛋白酶、胰蛋白酶分解成小分子的蛋白質，稱之為多肽或寡肽，再進一步分解成氨基酸，進入血液中，為人體中各個細胞所用，細胞再將這些氨基酸，按照DNA等遺傳信息，合成自己的蛋白質。我們是不能將其他物種的蛋白質，拿來就直接使用的，一定要經過這樣一個分解再重組的過程。在這一個過程中，食物中的蛋白質是否容易消化吸收，是一個重要的關鍵。**一般來說，植物來源的蛋白質會比動物來源的蛋白質，如肉、魚、奶、蛋等等來的容易消化吸收。**

對於消化力不好、虛弱的病人來說，吃下這些難消化的動物性蛋白質，有一大半都無法消化吸收，反而都變成餵養腸道

腐敗菌的飼料，產生各種毒素來危害自己。而身體仍然處於缺乏氨基酸來合成酵素的狀態，**所以在食物的選擇上，要注意盡量選擇容易消化的植物性蛋白質來源**，例如各種根莖類、全穀類、豆類、堅果類等。

植物性蛋白質來源

各種根莖類

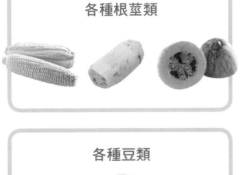

各種全穀類

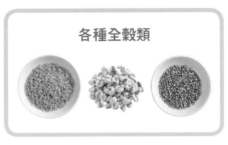

各種豆類

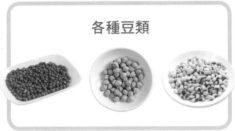

各種堅果類

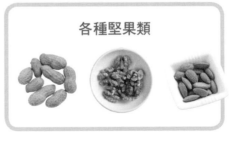

牛奶本身的蛋白質是很難消化的，但是選擇不受污染的牛奶，做成優格，則會變成是容易消化的蛋白質來源。製作優格的過程，就是利用細菌的酵素，將大分子的牛奶蛋白質，分解成小分子的多肽類或氨基酸，這樣一來人體就容易消化吸收。

　　現在的人，身體都累積了很多廢物蛋白質，卻缺乏酵素無法將之代謝分解，又繼續吃下過量的蛋白質食物，也無法消化吸收。對他們而言，吃的少一些或暫時不吃，反而可以節省下不多的酵素，將身體的蛋白質廢物分解利用，改善健康狀態。

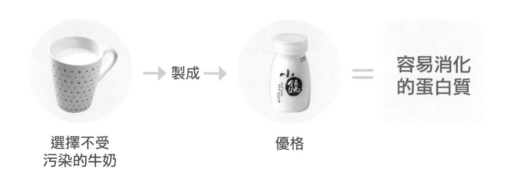

選擇不受
污染的牛奶　　　　　製成　　　　　優格　　　＝　容易消化
　　　　　　　　　　　　　　　　　　　　　　　　的蛋白質

關鍵 2、節省能量

人體的每一種活動都需要能量,思考需要能量、講話需要能量、運動需要能量,要清理體內的廢物,也是需要能量的。身體的能量是細胞以葡萄糖、脂肪酸等原料,經由細胞內的呼吸作用而產生的。產生的位置是在一個叫做粒腺體的細胞內構造,產生的能量儲存在一個叫做ATP(三磷酸腺苷)的分子中。這個ATP分子可以說是生物體內通用的能量貨幣,我們的每一種生命現象,都需要消耗ATP來獲得所需的能量。

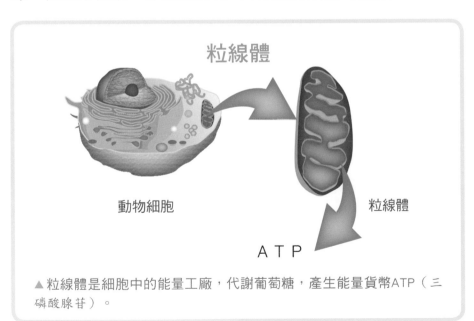

粒線體

動物細胞   粒線體

ATP

▲粒線體是細胞中的能量工廠,代謝葡萄糖,產生能量貨幣ATP(三磷酸腺苷)。

身體裡面消耗能量最多的器官，是我們的大腦。我們的大腦有860億個神經元，每分鐘要消耗驚人的3.4×10^{21}個ATP分子。我們如果要用世界最快的超級電腦來模擬人腦活動，需要四十分鐘才能模擬大腦一秒鐘的神經活動。而人的大腦一般情況下只有1％的神經元參與了神經活動！人腦雖然只佔了體重的2％，但卻消耗了20％的能量與氧氣。而當我們腦力全開之時，又會比大腦完全休息時增加15倍的能量消耗。

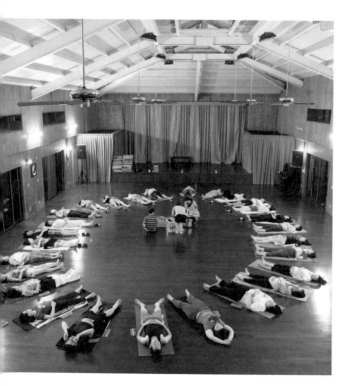

這些事實告訴我們，「想太多」真的很耗能量！如果大腦耗費了我們太多的能量，那無可避免的會影響到體內的新陳代謝，身體的廢物也就越積越多了，所以要想要啟動排毒，清理體內廢物，節省能量是第一要務。節省能量最重要的就是充足的睡眠與休息。

◀讓大腦充分休息，可以節省排毒所需的能量。

當我們睡眠時，大腦的活動降低，能量被節省下來，體內的廢物可以被處理，受損的細胞與組織可以被修復。**良好的睡眠可以增加消化器官的功能，大大的降低了消化不良的機率，減少毒素的產生。**

除了睡眠，適當的休息也是節省能量的好方法。當身體工作一段時間後，廢物與各種氧化自由基會不斷的累積，沒有及時清運掉的廢物會引起發炎反應，溫度會上升。發炎反應也是很耗費能量的，所以每工作一段時間，不論是腦力勞動或是體力勞動，都應該休息一下，洗洗臉、喝喝水，舒展一下筋骨，促進身體降溫與排除組織廢物，以免造成發炎而耗費能量。

避免吃太多或是吃很難消化的食物，也是節省能量的一種方法。當我們消化食物時，腸胃要不斷的蠕動，要製造很多消化酵素，這些都是很耗能量的。如果造成消化不良或是食物中的毒素造成腸胃發炎，那消耗的能量又更多了。

減少心理的負擔也是節省能量的一種方法。大家有沒有經驗，如果我們做了什麼讓自己後悔的事，我們就會在大腦中重複的想，被這些思想所折磨。又或者當工作很忙時，一靜下來，腦海中的思緒還是泉湧而出，無法停止。這些心理上的負擔也會增加我們能量的消耗。

關鍵 3、補充營養素

分解體內廢物是一種生化反應，需要酵素的參與，以及ATP能量的供應。酵素的大部分是由蛋白質組成，有些酵素還需要活性因子（礦物質、微量元素），以及一些輔酵素（維生素），才能具有活性。

活性因子像是鈣、鎂、鋅、硒等等。舉例來說，**鈣可以活化澱粉酶，鎂可活化葡萄糖激酶，鋅可活化紅血球中的碳酸酐酶，硒可活化甲狀腺素脫碘酶**。人體中有數百種的酵素，是需要有各種的礦物質作為活性因子的。

除此之外，還需要考慮到另外一個問題。這些分解廢物的化學反應，還會導致氧化自由基的產生，需要各種抗氧化劑將之排除。

氧化自由基（reactive oxygen species, ROS），是指能獨立存在並具有一個或一個以上不成對電子的離子、原子或分子。在生物體的氧化反應過程中，會有2～3％的氧氣變成活性氧化物。這些活性氧化物因為多帶了一個電子，會變的極不穩定，很容易去搶奪其他分子的電子；被搶走電子的分子也會變成不穩定的自由基，再去強奪其他分子的電子。就這樣，產生一連

串的自由基連鎖反應。

這樣的自由基連鎖反應，會破壞正常細胞的結構，破壞酵素，讓廢物分解的化學反應進行不下去。所以如果要讓身體持續地清除體內廢物，就要想辦法移除這些氧化自由基。可以移除氧化自由基的營養素，就稱之為抗氧化劑。

常見的抗氧化劑有維生素A、維生素C、維生素E、輔酶Q10、多酚類等等，還有一些礦物質營養素則有助於抗氧化的功能，如鋅與硒。這些抗氧化劑廣泛的分布在蔬菜、水果、穀類與豆類中。

所以平時多吃蔬菜、水果，才能確保體內有足夠的抗氧化劑，也才能讓酵素分解毒素與廢物的反應能夠持續的進行。

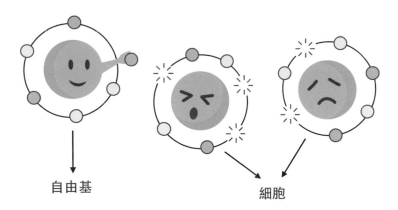

自由基　　　　　　　　　　　　　細胞

▲氧化自由基帶有不成對的電子，會去搶奪其他分子的電子，造成細胞與酵素結構的破壞。

關鍵 4、暢通淋巴與氣血循環

　　細胞內的毒素被分解之後，會被排放到細胞外的組織液中。在組織間有很多淋巴管會將這些廢物收集起來，變成淋巴液。淋巴管中的淋巴液最後會回流到靜脈血液中。血液中的毒素，在血液經過肝臟時，肝臟會過濾血液中的毒素，進行更進一步的分解，最後脂溶性的廢物從膽汁排出（詳見P.98），而

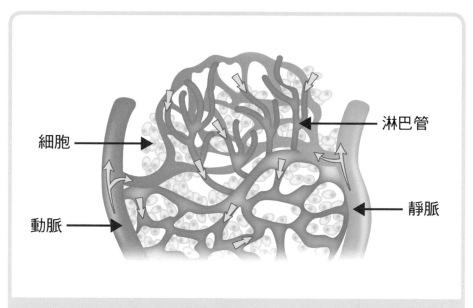

細胞　　　　　　　　　　　　　　　　淋巴管

靜脈

動脈

▲黃色代表細胞，綠色代表淋巴管，紅色與藍色代表動脈與靜脈。動脈將養分與氧氣帶來給細胞，細胞將廢物排出到細胞外的組織液，淋巴管收集組織液中的廢物後，最終進入靜脈。

水溶性的毒素可經由腎臟過濾血液而排出。膽汁中的毒素會被排入到十二指腸中，經過6公尺的小腸，1.5公尺的大腸，最後經由肛門排出體外。尿液中的毒素，被腎臟過濾出來後，經由輸尿管、膀胱，最後經由尿道口排出體外。這樣才算將毒素完整的排出了。

在這整個排出毒素、廢物的過程中，有很多因素會影響到排毒的效率。首先是在淋巴時期，淋巴液在淋巴管中的流動，不像血液有心臟的推動，而是靠骨骼肌的擠壓與呼吸造成的負壓吸引，加上瓣膜的作用，緩慢推進。因此缺乏運動會讓淋巴引流不順暢。

很多人的生活形態缺乏活動，常常坐在電腦前或電視前，一坐數小時，這會讓淋巴液中的毒素累積。淋巴液毒素濃度太高時，則會引起酸痛，而濃度更高時會引起發炎，一旦發炎可能會破壞淋巴管中的瓣膜結構，進一步造成淋巴液引流的困難、引起疼痛與水腫。

當淋巴液注入靜脈之後，毒素也跟著進入到了血液當中。在這個階段，**如果水分不足，很容易造成血液中毒素濃度過高，而造成疲倦、頭暈、頭痛等症狀**。血液中的毒素，要靠肝臟來分解。在這個階段，要有足夠的睡眠與休息，才能讓肝臟

脂溶性毒素排出的旅程

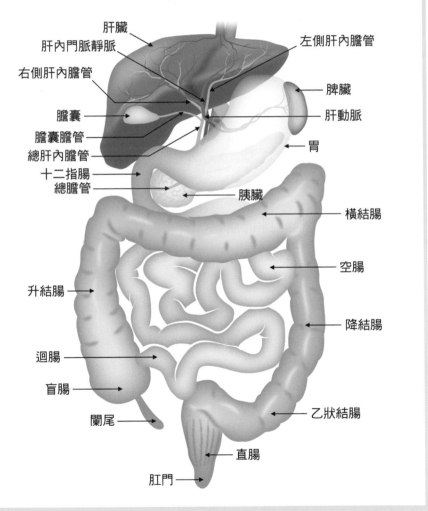

肝臟
肝內門脈靜脈
右側肝內膽管
膽囊
膽囊膽管
總肝內膽管
十二指腸
總膽管
左側肝內膽管
脾臟
肝動脈
胃
胰臟
橫結腸
空腸
升結腸
降結腸
迴腸
盲腸
乙狀結腸
闌尾
直腸
肛門

▲ 肝臟過濾血液，將毒素從膽汁中排出，歷經總膽管、十二指腸、空腸、迴腸、升結腸、橫結腸、降結腸、乙狀結腸、直腸，最後從肛門排出，總長度超過8公尺。

有足夠的能量來解毒。飲食也要清淡，才能幫肝臟節省更多的酵素與營養素來解毒。

當毒素被排到腸道中時，如果腸道蠕動太慢，在毒素排出之前，有一部份可能就會被再吸收回體內。在這一個階段的重點，就是要避免便秘。水分、纖維質、運動不足，都是會造成便秘的原因。**腎臟可以過濾出血液中水溶性的毒素，排到尿液中。要促進腎臟的過濾功能，多喝水是最重要的，其次是鹽、蛋白質類食物不要過量。**

皮膚也是人體的排毒器官，汗腺可以排出水溶性毒素，皮脂腺可以排出脂溶性毒素。**要促進皮膚的排毒功能，就要多喝水、多運動。**如果毛細孔因為角質化等因素而阻塞，要想辦法去除阻塞，可以在洗澡時，用天然的絲瓜絡刷洗皮膚。一些氣體的毒素可以從肺部排除，所以在空氣好的地方散步，也可以幫助排出這些小分子的氣體毒素。

總結一下這一小節的重點，**毒素從細胞到排除體外，是一段漫長的旅程。在這個過程中，最重要的是要淋巴、血液、解便、排尿、流汗、呼吸的通暢，不要阻塞。**充足的休息、適當的運動、容易消化的食物、大量的水分，可以幫助我們順利的將毒素排出體外。

關鍵 5、矯正骨架與肌筋膜

影響淋巴與氣血循環的因素中，還有一個非常重要的，就是骨架是否端正。脊椎是身體骨架的軸心。脊椎周圍，有很多重要的器官。首先是脊椎中間有脊髓神經，從脊髓發出來的體神經，脊椎前方有自律神經、大血管、大淋巴管等等。

如果有脊椎側彎、脊椎歪斜、長期坐姿不良等狀況，就很容易壓迫到這些神經、血管與淋巴管。除了會造成循環不順暢，還會造成內臟器官的缺血與功能失調。毒素會堆積在內臟中，進一步造成慢性發炎。

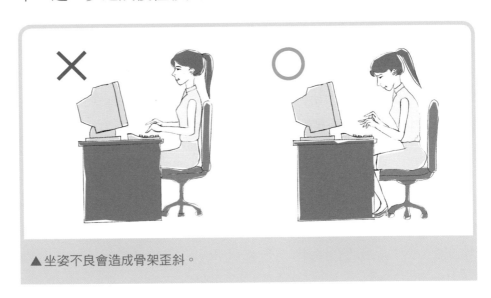

▲坐姿不良會造成骨架歪斜。

　　全身的骨頭彼此以韌帶與軟骨相連接，成為撐起身體的支架，而肌肉以肌腱跟骨頭相連，肌肉收縮提供骨頭活動的動力，讓身體可以活動起來。雖說骨頭是硬的，肌肉是軟的，然而由於肌肉無時無刻都在對骨頭施加力量，骨頭的形狀也慢慢的不斷被改變。最終全身骨架的形狀，還是取決於全身肌肉的平衡。

人體側面的淺層肌肉群

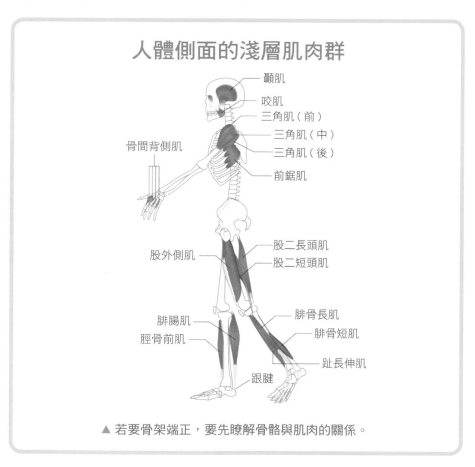

▲ 若要骨架端正，要先瞭解骨骼與肌肉的關係。

根據解剖學的研究，我們全身的肌肉分成好幾群，每一群肌肉彼此以肌筋膜相連。肌筋膜是一層強韌的結締組織，包覆在肌肉外面。同一群肌肉的肌筋膜又彼此相連，組成一個系統。你可以想像一下，好幾個相連的火車頭，每一個火車頭都可以提供動力，推動整個列車。肌筋膜系統，就很像是這樣一個彼此相連的列車。

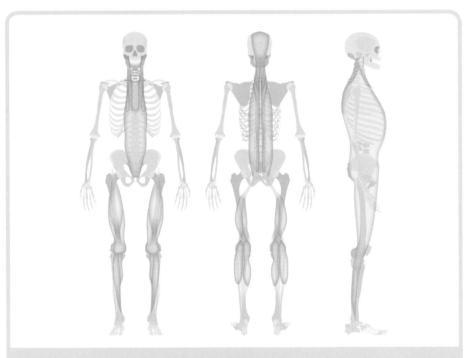

▲ 人體的肌肉彼此相連，組成肌筋膜系統。

　　因為肌肉彼此是相連的，所以除了直接相連的肌肉會影響骨頭外，與這塊肌肉同一系統的遠端肌肉也能影響到這塊骨頭。所以肌肉對於骨架的塑造，要用全身的肌筋膜系統來考慮。人體主要的肌筋膜系統有七個，分別是：背面、正面淺層、正面深層、側面、旋轉、交叉、上肢。每一個系統又分別由十多條肌肉所組成。

　　如果全身的肌肉與肌筋膜系統，有彈性、有力量，又很均衡，那骨架與體態就會很漂亮。骨架所撐起的胸腔、腹腔、骨盆腔，也會有足夠的空間，讓其中的內臟器官、神經、血管、淋巴的運作順暢，也不會被壓迫。這樣的話，我們的新陳代謝等生理功能，包含解毒、排毒，都能順利的進行。

　　繁忙的工作、緊張的情緒，都會讓我們的肌肉緊繃。缺乏睡眠與休息、飲食不正常，讓累積在肌肉的廢物無法充分代謝，造成慢性發炎而讓肌肉緊繃。久而久之，緊繃的肌肉就會導致骨架變形。而長時間的坐姿，讓脊椎失去正常弧度，軟骨長時間受壓而老化，又會讓骨架變形雪上加霜。**骨架變形後，肝臟、腎臟、心臟、肺臟等內臟功能失調，血液淋巴的循環不順暢，我們體內的毒素累積也就越來越多了，這就是一種惡性循環。**

排毒關鍵的重點

1. 清除細胞廢物：真正的療癒在於清除組織細胞內的廢物。

2. 五個關鍵步驟：節省酵素、節省能量、補充營養素、暢通氣血循環、端正骨架。

3. 節省酵素：首重避免消化不良。也就是要選擇容易消化的食物、養成良好的用餐習慣。

4. 選擇容易消化的食物：蔬菜、水果是最容易消化的食物。穀類、豆類、堅果類等種子類的食物要先泡水，才會比較好消化。肉、魚、奶、蛋等動物性食物則比較不容易消化。

5. 良好的用餐習慣：餓了再吃、細嚼慢嚥、吃七分飽、飯後散步。

6. 節省能量的方法：充足的睡眠與休息、吃容易消化的食物、減輕心理負擔。

7. 排毒所需的營養素：礦物質、維生素、植化素。主要還是從新鮮無毒的蔬果中獲得營養素。

8. 暢通氣血循環：適當的運動、呼吸，充足的水分。

9. 端正骨架的方法：鍛鍊有彈性、均衡的肌肉與肌筋膜系統。熱敷、按摩、拉筋、瑜伽體位法、靜坐、運動。

所以要讓排毒順暢，還得注意骨架是否端正，避免久坐，尤其是坐沙發。因此我們還得想辦法放鬆全身肌肉，增加肌肉的彈性，也要注意正確的姿勢。

熱敷、按摩、拉筋、作瑜伽體位法，都是放鬆肌肉與肌筋膜系統的好方法。關於瑜伽體位法，我們後面還會再詳細的討論。此外，各種能夠讓情緒放鬆的方法，也能幫助放鬆肌肉，像是深呼吸、散步、靜坐等等。

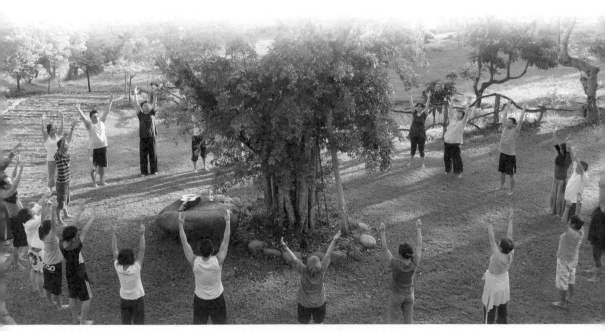

▲ 根據排毒五個關鍵要素，養成各種健康好習慣，重獲身心健康。

2-2 養成微習慣的秘訣

　　創建美國實用主義哲學的著名心理學家，威廉‧詹姆士（William James）說過：「播下一個行動，你將收穫一種習慣；播下一種習慣，你將收穫一種性格；播下一種性格，你將收穫一種命運。」

　　如果我們想要改變人生、改變命運，改掉壞習慣與養成好習慣是最重要的部分。而養成好習慣，最重要的秘訣，在於不斷重複的行動。對於想要獲得健康的人們來說，這道理也是適用的。在跟各位介紹有關健康的關鍵習慣之前，先跟大家來探討養成習慣的一些訣竅。這些訣竅來自於嗎哪凡卓難陀（Dada Manavendrananda）的教導，他是我的第二位靜坐老師。

1. 產生渴望

　　所謂習慣，是不經思考、大腦與身體就會自動自發去做的一些行為。但是在行為還沒有形成習慣之前，都是在大腦先有一些想法或是動機，然後才去嘗試新的行為。至於為什麼會有

這個「動機」，每個人都不一樣。有人是因為嚐到了生病的痛苦，有人是因為有了心愛的人了，所以想要改變自己，想要變得更健康有活力。

對於健康有渴望的人，就會願意去嘗試改善健康的一些新的行為。但是什麼時候這種「渴望」會出現呢？不知道。這是個人生的謎，每個人的生命旅程都是獨一無二的。我自己的經驗是只要受的苦夠多，被嘲笑、想做的事情做不到、體力無法負擔工作、心愛的人離你而去、無法照顧家人…等等，渴望就會足夠強烈。當渴望出現，我們就知道，改變的時機來了！只要有了對健康的渴望，我們就有方法來幫助你變健康。

若要養成一個好習慣，首先要從做一個新的行為開始改變，也就是微習慣的養成。然而，萬事起頭難，一個新的行為，對於大腦來說，都會有一些恐懼與不安，因為他不是大腦所熟悉的事，要克服這些負面情緒，需要一些技巧。

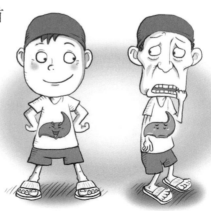

▲ 對於健康有期待的人會開始注重生活及飲食習慣的各種細節，也是遠離文明病最佳的方法。

2. 自我觀察

通常健康出問題，都是因為同時具有許多壞習慣造成的。所以我們要同時改掉壞習慣，養成好習慣。**要改掉壞習慣，首先要學會自我觀察。觀察自己的壞習慣是在什麼時間、什麼地點出現的。同時也要觀察是否與特定的情緒、人、或行為有關。**

自我觀察並不容易，必須先要練習好一陣子，直到你對於壞習慣出現的行為模式完全了然於胸為止。當特定的人、事、時、地、情緒出現時，就要警覺到：「狼來了！」，壞習慣行為模式即將啟動了。在此時要暫停一下，觀察一下自己的身體與心理，然後開始練習新的行為。

在一開始，失敗是難免的，幾乎一定會失敗。每次失敗時要回想一下壞習慣發生的過程，將每一個步驟分解，然後紀錄下來。同時也要開始設計一下，下

▲ 每日記錄自我行為模式，有助於調整微習慣的養成。

一次要用怎樣的新的好行為來應對這種狀況。寫觀察日記也是一個不錯的主意。

也許十次只有一次會成功，沒有關係，不要責備自己，要對自己有信心。養成好習慣是一種只要遵循正確的方法，就一定可以成功的事。要相信自己一定會有美好的未來。

3. 微習慣策略

一個很重要的技巧是：微習慣策略。美國作家史蒂芬‧蓋斯寫了一本叫「微習慣」的書，書裡面給微習慣策略的定義是：**將習慣養成步驟，分解到小到不可能失敗的行動**，例如你想嘗試吃素，但又恐懼吃素可能會很難吃、很麻煩，但是你可以將這個習慣分解到：「*每天只要吃一口蔬菜*」，這樣看起來很可笑的微目標，但是你必須每天做。

因為這個設定的吃素目標很容易，幾乎是一定可以達成的，而且常常可以超額完成，例如有時可能三餐都吃很多蔬菜。但在真正養成習慣之前，先不要調整自己的微目標。這樣的每天都能完成目標的成就感，會讓大腦有愉悅的感覺，就樣可以克服掉一些抵觸改變的負面情緒。

當踏出一小步之後，慢慢就會發現吃素其實沒有那麼困難，也沒有那麼難吃，吃素就會變的容易多了。再加上有一個目標在心裡，大腦在潛意識裡會進行調整，開始會留意素食的資訊，讓吃素變得更容易。我自己在吃素之前，完全不知道哪裡可以吃素；當我開始吃素之後，忽然發現原來住家附近素食的餐廳這麼多！

接下來的事情就容易多了。**只要不斷練習，持續足夠長的時間，這個新的行為，就會內化成我們的習慣。**不再需要刻意練習，不再耗費我們的意志力，大腦就會自動自發去做。

在神經生理學上的改變，就是這些行為的神經迴路，已經從前額皮層變成由基底核來運作。換句話說，你的大腦已經改變了！也可以說，你已經變得有點不一樣了，你的個性改變了。這就是為什麼習慣可以改變性格的過程。還記得心理學家詹姆士說的話嗎？性格改變，命運也將隨之改變。

養成一個新習慣的時間需要多久呢？大約是一個月到九個月之間。當新的習慣養成，你會觀察到一些跡象，例如這些行為做起來非常容易，不做反而困難；或是達成後的熱情消退了，不再因為成功做到這些行為而激動。那我就要恭喜你，你已經成功養成了一個好習慣了！

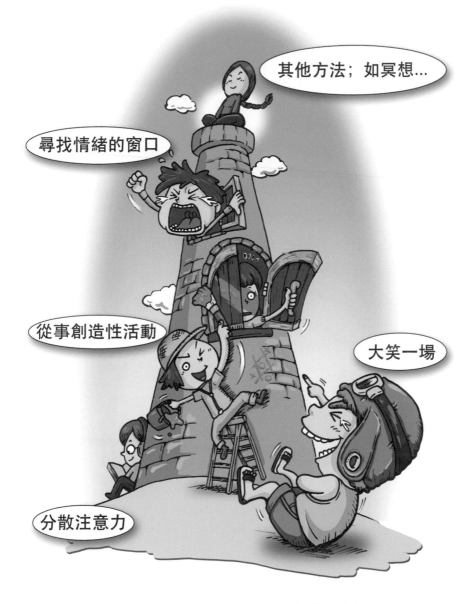

▲改變壞習慣，與養成好習慣，都必須善用情緒的力量。

4. 善用正面的情緒

大家都有聽過北風與太陽的預言故事吧？想要讓大腦脫掉壞習慣的外套，養成新的好習慣，溫暖與愛遠比嚴厲的批評來的有效。要養成好習慣，愉悅感是不可少的。一定要將好習慣跟開心的事情聯繫起來，例如每當做到了一個好習慣，給自己一個適當的獎勵。來一點健康美味的點心，對自己說出一些讚美的話，或是把每天的成果記錄下來。累積一段時間之後，你會發現自己已經進步這麼多了。把過去的照片拿出來看看，欣賞一下全新的自己，是不是更美麗、更健康了。

正面的情緒包含愉悅、有趣、自由、有成就感。要避免產生負面的情緒，例如恐懼、無聊、受苦、被控制，所以當沒有做到預定目標時，不要責備自己、不要懲罰自己，可以修改微習慣目標，讓他變得更容易達成。對於壞習慣也不要用禁止的方法，而是要用有趣、好玩、有成就感的方式來養成新的好習慣來取代他，讓大腦慢慢「忘記」壞習慣。

壞習慣之所以根深蒂固，也是因為情緒賦予它的力量，要想辦法拿掉它的力量。靜坐、瑜伽體位法、正確的食物，對於情緒控制有很大的力量，我們後面都會講到。

5. 營造環境

　　好的人、好的環境，會讓養成好習慣變得更容易。我在斷食營之後的兩年間，幾乎每個月都回到玉井生態村，找達達複習靜坐。之後也常常回來擔任斷食營義工。大自然的能量，老師與斷食營戰友的彼此鼓勵，帶給我很大的力量。

　　多看好書也是很重要的。老師與戰友不是每一天都能在身邊的，這時候手上有一兩本勵志的書，隨時翻閱就幫助很大了。希望這本書可以成為大家的好朋友，每天拿出來翻個一兩頁，帶給自己繼續進步的信心。

　　將環境布置成適合養成好習慣、戒掉壞習慣的狀態，例如要養成多喝水的習慣，就隨身攜帶水壺，在每個常去的地方都有飲水機。如果要戒掉吃零食的習慣，就將家裡的零食都丟掉，增加壞習慣行為的困難。

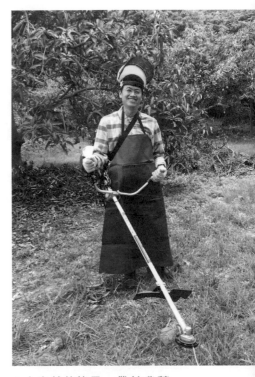

▲大自然的能量，帶給我積極、樂觀的生活。

6. 好習慣幫助好習慣

在養成各種健康的好習慣時，有一個現象。這些好習慣之間會彼此互相幫助，例如當我們養成多喝水的習慣後，健康狀況會變好、各個器官的功能會變好、情緒也會變好，這會讓我們更容易養成其他的好習慣，例如早睡與早起。當新的健康好習慣養成之後，健康狀況又會變得更好，更有能量與意志力，去挑戰下一個的好習慣。

所以如果當習慣養成遇到瓶頸時，我們不妨開始另外一個新的健康好習慣，當健康狀況改善之後，原先遇到瓶頸的好習慣養成搞不好就可以順利突破了。

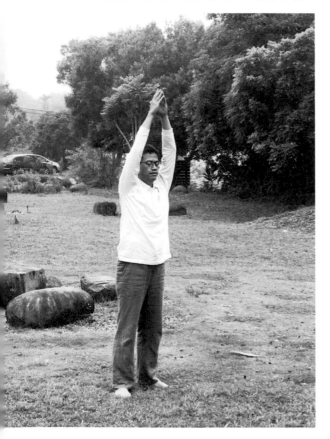

◀瑜伽體位法在我減肥成功過程中非常重要。

我自己在大學時期曾經嘗試過吃素與運動，初期減重的效果很顯著，健康也獲得改善。但隨著時間的流逝，學校的課業壓力與醫院的實習壓力，最終讓我放棄了吃素與運動的習慣。減下來的體重也又復胖回去了。

但是當我在2010年之後，開始練習靜坐與瑜伽體位法之後，發現吃素與運動的習慣變得很容易維持，這次的減重就獲得了大成功，健康狀況也持續改善。

將數個好習慣組成一個群組，也會讓養成好習慣更有效率，例如天亮前起床＋洗澡＋喝水＋靜坐＋瑜伽體位法＋排便。將招式組合起來變成一套武功，威力倍增。

7. 好事馬上去做，壞事盡量拖延

讓你的生活充滿好習慣，不要給壞習慣留下空間。善用以上介紹的七個原則，可以很容易的養成健康好習慣。排出身體與情緒的毒素，改善整體健康狀態，在不知不覺之間，遠離種種的慢性病。

事不宜遲，我們就開始來講，關於健康療癒的關鍵習慣。我們會將之分成生活微習慣與飲食微習慣來說明。

2-3 生活微習慣這樣做

習慣 1、做半浴（平衡自律神經）

不知道你是否曾經有過頭腦發熱而做出蠢事的經驗？不論你有沒有，反正我是有的。但自從我在斷食營學會半浴這一招之後，已經很少發生這樣的事情了。

半浴是由靈性導師阿南達慕提先生在1970年代提出的，為了要幫助靜坐與身體健康。**半浴可以淨化我們的感覺與運動器官，提振大腦與內臟器官的功能。**

當我們工作一陣子之後，五官、四肢、排泄器官，都會積存很多廢物與過熱，而造成疲憊。進而造成大腦與內臟功能下降。此時透過冷水的清潔與刺激，可以帶走這些廢物與廢熱，讓大腦與內臟器官恢復活力。

適合做半浴的四個時間為：吃飯前、睡覺前、做靜坐及瑜伽體位法之前。當然，任何覺得疲憊之時，做半浴都有提振精神的效果，每個人都可以從半浴得到好處。

做半浴的分解動作

步驟❶
沖洗前陰與後陰（用冷水沖洗尿道口與肛門口）

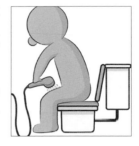

清洗排泄器官除了是半浴的一部份之外，平常大便與小便之後，也應該用水沖洗，沖完水之後用毛巾或衛生紙擦乾。

沖洗的目的是要完全去除尿液與糞便的皮膚殘留，因為容易造成病菌滋生與發炎。冷水還可以刺激膀胱、輸尿管平滑肌收縮，促進餘尿排出，這樣可以避免結石。冷卻生殖器官的另一個好處，是避免性的過度刺激。男生有包皮的，要將包皮褪下，仔細清潔。

家裡的馬桶旁邊，可以裝設一個衛生沖洗頭，方便沖水。出門在外，可以帶一個裝水的小瓶子，方便上廁所後沖洗。

步驟❷　沖洗小腿

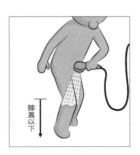

由膝蓋以下到腳指，用冷水沖洗，沖洗後以毛巾擦乾。關節處通常都是淋巴結聚集的地方，也是比較容易發熱的地方。

膝蓋以下

做半浴的分解動作

步驟❸　沖洗前臂

沖洗前臂到手指。沖洗後以毛巾擦乾。

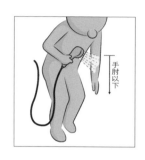

步驟❹　沖洗眼睛

嘴巴含一口水，眼睛張開，並同時用冷水潑眼十二次，再將口中之水吐出。這個動作可以帶走眼睛的分泌物與廢物，還可以刺激迷走神經（一種副交感神經），提升大腦及腸胃功能、改善自律神經失調，促進睡眠與消化作用。

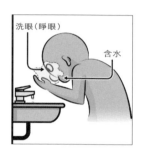

步驟❺　洗鼻子

以手掌捧適量的水，頭往後仰，溫和地將水倒入鼻孔中，再將水吹出或由口中吐出，重複至少三次。洗鼻子的部分是比較多人有困難的，怕嗆的人一開使可以取用洗鼻鹽水（洗鼻鹽水的比例是 500 毫升的水，加上 3 公克的鹽與 1.5 公克的食用小蘇打），或者也可以用洗鼻器來協助洗鼻子的動作。

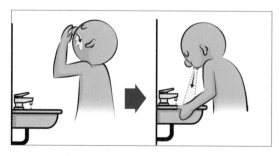

步驟❻　清洗口腔

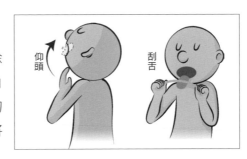

漱口清喉嚨；用刮舌器刮除舌苔。舌苔是由脫落的舌黏膜角化上皮細胞、唾液、細菌、食物碎屑及滲出的白血球等組成。將廢物刮掉比吞下肚子裡來得好。

步驟❼　清洗耳朵

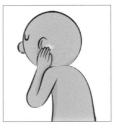

用手沾水，冷卻耳朵皮膚。耳朵皮膚薄且血管密集，清洗耳朵的冷卻效果很好。

步驟❽　清洗後頸部皮膚

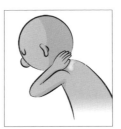

用手沾水，冷卻後頸部皮膚。後頸部有很多淋巴結，當廢物多時，這些淋巴結很容易發熱。

關於半浴的作法，可以掃描 QRC 觀看以下的動作示範影片

半浴作法（上）：
https://youtu.be/J7fBpibWtHY

半浴作法（下）：
https://youtu.be/B_ltg1uTOWI

掃我看示範影片

半浴示範：吳美惠老師

掃我看示範影片

習慣 2、正確洗澡（改善皮膚狀態）

　　人體的廢物，有一部分是經由汗水排出體外的，這些廢物毒素會積聚在皮膚上，如果不加以清潔，就會腐敗孳生細菌，造成皮膚病。**體表廢物也會堵塞毛細孔，造成體內毒廢物無法繼續排出，而**積在體內，所以每天至少要洗澡一次，排汗多時，就要多洗幾次澡。

　　水於外用時，不要使用太熱的水，因為太熱的水會傷害皮膚，破壞皮膚的功能。原則上採用比體溫低的水。而生病時、虛弱時或氣候寒冷時，應用溫水洗澡。

　　沖洗時，要先沖肚臍，然後及於下半身，其次下背部，而後從頭頂後方讓水沿著脊椎流下，最後就可以沖洗全身。依照順序，可以讓內臟與神經系統所受到的衝擊最小，讓身體適應水的溫度。

　　洗澡時，要用天然的絲瓜絡刷洗，才能徹底的清潔，刷洗皮膚本身也能增強人的免疫力。最好的沐浴方法是全身浸泡在水中，其次是在不間斷的水流下，例如在蓮蓬頭（花灑）的連續水流下洗澡。**洗澡時要採取坐姿或蹲姿，**如此才容易讓全身放鬆下來。

值得一提的是，很多市售的洗髮精、肥皂、沐浴乳，都使用了石化原料、防腐劑、殺菌劑，對健康沒有好處，要**盡量用無石化原料的清潔用品**。有些防腐殺菌劑則可能具有環境荷爾蒙的作用，會干擾身體內分泌系統的運作。

此外皮膚表面的細菌種類會被殺菌劑改變：硝化細菌減少，而桿菌與金黃葡萄球菌反而增加，容易造成難聞的體味，因而陷入更加依賴石化清潔用品的惡性循環當中。

洗澡不一定都需要用肥皂，肥皂帶走皮膚上的天然油脂，造成皮膚要不斷的分泌油脂來補充，這個過程會耗費身體能量與營養素。如果是住在空氣污染嚴重的地方，回家的第一次洗澡可以用肥皂，但是之後24小時內洗澡就不一定要用肥皂。建議使用無添加香精等化學物質的肥皂（例如橄欖油手工皂）。

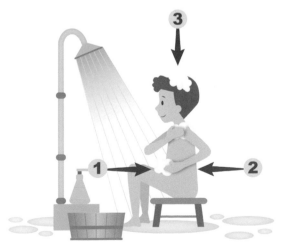

▲洗澡沖水要按照一定順序，最好坐著洗。

習慣 3、經常喝水（保養腎臟功能）

　　水是所有疾病的良藥。人的身體有百分之六十以上是水。有好的水，才有健康的細胞。**多喝水很好，加一點檸檬汁與少許鹽會更好。**每一千毫升水，可以加入半顆或一顆檸檬擠出來的檸檬汁。一點鹽可以調和酸味，但不要加太多。**檸檬有助於新陳代謝，而且含有檸檬酸與維生素C可以幫助排毒。**

　　起床之後，**早餐之前要盡量多喝水**。水溫可以根據個人的喜好與能量狀況來決定。最好一次不要喝太大量的水，以免造成心臟的負擔。腎臟不好的人，每日喝水的總量就不能太多。心臟、腎臟沒問題的健康人每天喝水的總量可以喝到3000cc到4000cc，如果是在大量排毒期間，尤其是有皮膚症狀時，所需要的水分就要更多，才能完全將毒素排出體外。

　　現代人普遍運動流汗不足、消化不良，要達到這樣的喝水標準並不容易。要訣是**把握早餐前的黃金時間，盡量達到每日喝水總量的四分之一，一邊活動身體一邊喝水**。其次就是上午與下午，兩餐之間的時間，是另一個喝水的好時機。要養成定時喝水的習慣，每一刻鐘就喝一點水，不要等到口渴了再來喝，此時身體已經缺水了！

　　還沒開始養成多喝水的習慣時，可以利用鬧鈴來提醒自己。現在幾乎大家都有手機，可以利用手機的鬧鐘功能來提醒自己多喝水。將手機時鐘中的計時器設為15分鐘響一次，提醒自己每十五分鐘要記得喝一次水。準備一個一公升的水壺隨身攜帶，以便能夠隨時喝水。

　　好的飲用水應該是富含礦物質與微量元素的，所以雨水、蒸餾水、逆滲透水並不適合長期飲用。此外蒸餾水與逆滲透水雖然去除了其他雜質，但二氧化碳卻很難去掉，也會變得很容易吸收空氣中的二氧化碳，所以二氧化碳的比例會提高，變成酸性水，這會進一步流失體內鹼性礦物質。

　　潔淨的山泉水或河水是比較好的飲用水來源。由於農藥與化肥的過度使用，現代的農產品普遍礦物質不足，如果還不能從水中攝取礦物質的話，人體將很容易生病。如果找不到潔淨的山泉水或河水，可以使用自來水當飲用水，可先以濾水器與活性碳過濾之後，再煮沸飲用。

▲ 兩餐之間的時間，是另一個喝水的好時機。

習慣 4、天亮前起床（校正生理時鐘）

　　前美軍特種部隊，海豹突擊隊的指揮官約克·威林克（Jocko Willink）在軍隊中服役二十年，參加過伊拉克戰爭，回來後負責西海岸所有海豹突擊隊隊員的訓練，曾獲得過銀星、銅星與紫心勳章。他退伍後繼續保持著自律的成功之路，與昔日夥伴一同創立了一家價值數百萬美元的諮詢公司，專門向商界傳授軍隊的領導力和管理經驗。他還出了一本暢銷書《極致領導力》（Extreme ownership），曾經在紐約時報暢銷書排行榜名列第一。在社交媒體上擁有廣大的粉絲。威林克雖然早就退役了，但他依然保留了在特種部隊養成的習慣，每天早上4：45起床。

　　有一次美國暢銷書作家蒂姆·費里斯為了要採訪他，邀請他到家中作客，威林克還在費里斯家中住了一晚。第二天早上八點，費里斯的女朋友叫醒他，說道：「嗯…，威林克好像五個小時之前就起床了，一直看書到現在，我該做些什麼呢？」

　　威林克解釋說：「每天清晨4點45分起床，給他一種強烈的心理自信心，可以戰勝所有的敵人」，相信這個習慣對於他的成就有著功不可沒的影響。受到他的故事所激勵，在社交媒

體推特（Twitter）上還有一個0445俱樂部，是由一群被威林克的故事所激勵的人們所成立的。

天亮前起床是長壽的秘訣之一。當曙光悄悄的降臨，萬物開始甦醒，一個新的週期即將開始，人體的生物時鐘也開始轉動。如果我們能夠配合體內的生物時鐘來工作與生活，就如同順水推舟，健康也就水到渠成。一日之計在於晨，養成天亮前起床這個習慣，對於之後要養成的各種健康習慣，也就成功了一半。

天亮前起床可以給人一種勝利的感覺，戰勝自己，也領先世上大多數的生物。帶著這種愉悅感，再加上清晨時是人一天當中心靈最寧靜、思緒最敏捷的時刻。此時不論是做任何工作，效率跟品質也一定是最好的。長期下來，可以帶動人生當中工作、家庭、健康各個層面的成功。

當我們給自己設立了一個天亮前起床的目標，在一天當中，潛意識就會開始暗中規劃，為了這個目標做準備。潛意識會暗示自己晚餐不要吃的太飽、推掉不重要的應酬、早一點上床等等，為了這個目標而將身心調整到最佳狀態。

如果你想要養成天亮前起床的習慣，先告訴自己，醒來聽

到第一個聲音時，也許是雞鳴，也許是鳥叫，就先坐起來吧！
還記得微習慣的第一個原則嗎？把習慣分解到小到不可思議的程度。你可以告訴自己，**至少起床一分鐘，想睡覺再睡**。只要一分鐘，就算是成功了，這一點都不難。之後就是每天堅持一分鐘。我敢打賭，一定會有些日子你就真的不再睡回籠覺了。

先別急著提高微目標，這樣會造成心理的壓力，耗費過多的意志力，增加失敗的可能。這樣的微目標要不斷重複到真正變成習慣為止。一旦生理時鐘改變之後，每日早起變的簡單，就像本該如此的習慣，反而要賴床變得較困難。

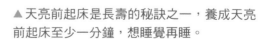

▲ 天亮前起床是長壽的秘訣之一，養成天亮前起床至少一分鐘，想睡覺再睡。

為了減少起床的難度，可以先在床邊先準備一些東西：開水、漱口杯、濕毛巾（擦臉用）、外衣（天氣冷時）。用濕毛巾擦臉可以在第一時間讓自己清醒起來。

起床時可以練習瑜伽體位法中的起床伸展身印，作法如下：仰臥，將雙臂和雙腿拉到胸前，吸氣，往胸部壓縮，壓至極點後立即放鬆恢復成伸展的姿勢，做三、四次後，坐起來喝一口室溫的水，之後到空氣流通處來回走動幾次。這樣有助於促進腸胃甦醒開始蠕動，可促進排便。

睡眠是我們身體解毒最主要的時間，因此起床之後，就要將累積一個晚上的毒素排出體外，可以透過呼吸、大便、小便、汗水等等。

純淨新鮮的空氣有醫療的功效。起床後到空氣清新處走一走，盡可能地做完全的呼吸，讓新鮮的空氣就會徹底進入肺的每一角落，讓身體的每一個細胞都清醒過來。

在養成早起習慣的同時，我們可以同時進行下一個微習慣：早睡。這兩種微習慣策略可以相輔相成。

習慣 5、十點前睡覺（養肝與養腦）

　　睡眠的品質影響健康十分重大。當我們進入睡眠之時，大腦與全身的肌肉都進入休息狀態。大腦是我們體內消耗能量最多的器官之一，當我們清醒時，大腦全速在工作，產生很多的酸性廢物，這些廢物無法完全被清理掉，慢慢的，大腦的運作效率就會慢下來。除了大腦之外，其他的器官如肝臟、腎臟等也都處於類似的狀況。這些酸性廢物，在我們睡眠時，就可以好好的被清理掉。

　　那麼要如何才能睡的好呢？一個好的睡眠，是要從起床那一刻就要開始準備的。**先養成天亮前起床的習慣，早起之後就更容易早睡。**

　　如果我們能在天亮前起床，就能將自律神經，導向正常的節律。有了正常的自律神經節律，食慾、排便、睡眠都會正常運行。起床之後，**在一天當中，如果感覺疲乏，可以右側躺閉目養神，也可小睡片刻，但不要睡太久**，不可超過一小時，以免引起自律神經混亂，影響晚上的睡眠。

　　預先訂下上床的時間，有了目標，我們在做任何事情的時候，就會圍繞著這個目標作準備。如果要養成早睡的好習慣，

可以設定一個上床時間的微目標，例如比平常上床時間早10分鐘。微目標達成之後的成就感，可以激勵我們，讓早睡變得容易。在設定微目標時，以不引起大腦太大的抵觸情緒為原則，如果提前一小時對你來說很容易，那就將微目標直接定為提前一小時上床。在微目標已經成為你真正的習慣之後，就可以再設立新的目標。

晚上十一時到凌晨三時，在中醫講是人體氣血運行到膽經、肝經的時間，此時能夠進入深層睡眠，排毒的效果最好。要達到這個目標，至少晚上十點前要上床，如果是癌症病人，最好九點前上床。

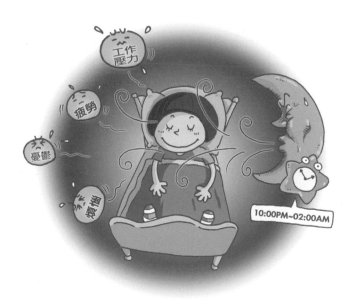

為了有一個好的睡眠。在飲食方面，要盡量吃無毒、有營養、容易消化的食物。酒精、咖啡、麻醉品、藥物等等，都可能會干擾睡眠，要盡量避免。

適量的運動，可以幫助睡眠。運動是調整自律神經的良方，也能減少大腦過多的思慮，還可以讓血液淋巴循環變好、暢通排毒管道。運動的這三種功能，都有幫助睡眠的效果。運動最好的時間是在下午。

很多人會因為思緒過多而影響睡眠。每天規律的靜坐，腳踏實地的做事，以及練習「謀事在人，成事在天」的思想方式，可幫助我們在睡覺前將萬緣放下，安心的進入夢鄉。

此外，如果能**遵守道德原則，例如不傷害、不偷竊、不虧於心、不貪婪、保持思想與行為的潔淨等等，對睡眠也有幫助**。當我們睡眠時，會進入潛意識與深層意識，在這些更深層次的意識中，我們會與宇宙意識有更深的連結。

在白天中我們的行為給別人帶來的感受，在睡夢中我們會更能感受到，這是源於深層意識中的良知。

如果我們在白天的日常生活當中，遵守道德原則，多照顧周遭的環境與生命，在睡眠中，我們感受到的就是美好的幸福

與喜悅，讓我們可以睡得更甜美安穩。

　　晚上的時間，不要做太劇烈的運動、不要與人聊天、講電話、上網、玩網路遊戲，以免交感神經過度興奮，影響睡眠。

　　新陳代謝率太差的人，常常會手腳冰冷，而影響睡眠。有這種情形的人，可以在下午五點到七點的時間，用熱水泡腳。睡覺的時候，可以穿多層襪保暖，來幫助睡眠。

　　臥室的佈置，除了床之外，不要有太多的家具與電器。**Wifi無線網路、手機一定要關掉，以免電磁波影響到睡眠。**

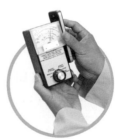

▲ 手機的電磁波也會影響睡眠品質。

　　所有的電器插頭也都要拔掉，還有臥室的光線，要盡量暗，因為光線刺激會經由視神經影響到松果體，造成褪黑激素分泌不足，而影響到睡眠。

　　床具、寢具與睡衣的選擇，以天然的材質為佳，例如有機棉、麻、羊毛等等，不要用化學纖維的材質。塑膠與化學纖維材質容易產生靜電，靜電會干擾神經傳導系統，造成失眠、心律不整、免疫失調等問題，引起全身器官混亂不協調。

空氣、濕度、家具、房子建材也會影響睡眠。在高污染地區可能需要空氣清淨機。濕度高的地區,需要以除濕機將濕度控制在百分之七十以下。選用低污染、無揮發化學物質(如甲醛)的家具與建材,都有助於睡眠。

好的睡眠除了可以排大腦本身的毒素,也會增進腸胃功能,提升消化力,避免毒素累積;促進排便,不讓毒素累積在身體裡面,調和自律神經,提升免疫力,減少生病的機會。可說是最簡單、最有效的排毒手段。

對於內分泌與自律神經失調的人來說,初期要養成早起早睡的習慣是十分困難的。但是沒關係,搭配其他的生活與飲食微習慣,遲早會將內分泌與自律神經給導正回來。

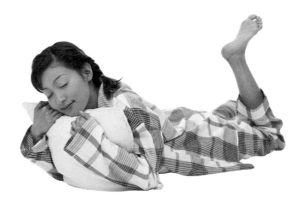

習慣 6、規律排便（維護腸道健康）

第六個好習慣是：每天都要上大號、也不要憋尿。

早餐之前是最佳的排便時機，一定要預留上大號的時間，不要因為急著上班與上學，而忍住不上。排便是人體最重要的排毒方式，**一旦有便秘的狀況，身體的毒素就會急速累積，影響睡眠、食慾、體力、腦力、情緒，也會造成種種皮膚的問題，影響外觀**。最完美的排泄功能是：吃幾餐就解便幾次，現今有便秘的人可以說非常多。

要能順利排便，腸子本身要有收縮的力氣，推動食物往前；食物本身也要容易被推進才行。我們的小腸與大腸，腸壁的平滑肌會進行規律的收縮，推動食糜往前。這些平滑肌的收縮，又是由很多自律神經與神經傳導物質所控制的，所以食物本身、腸壁肌肉、自律神經、腸道菌等，都會影響到排便。

要解決便秘的問題，要先了解便秘的成因。那麼有哪些因素可能會造成便秘呢？

如果食物不好消化，腸胃就會因為作太多蠕動、分節運動而容易疲勞，而一旦有消化不良的狀況，這些沒有消化的食物

就會變成腸道菌的大餐，腸道細菌會將之發酵，引起脹氣。脹氣會進一步削弱腸道肌肉的力氣，久而久之，腸道肌肉收縮的力量就更差了。

　　如果我們喝的水太少，在大腸中的食糜殘渣就會變得太乾，而不利於推進。如果我們吃太多精緻澱粉、蛋白質、油脂類，這些食物的殘渣就會變得太黏，也難以在腸道中推進。

　　自律神經也會影響腸道肌肉收縮。許多會造成交感神經過度興奮的狀況，例如壓力、失眠、抽煙、環境毒素、憤怒等不良情緒，也都容易造成便秘。

　　姿勢不良也會造成便秘。例如長時間的坐姿，造成骨盆腔的血液淋巴循環不良，以及脊椎歪斜，進而影響到腸道肌肉與自律神經的運作。

　　有時因為藥物的關係，例如止痛藥、安眠藥、胃藥、利尿劑等，也會造成便秘。

　　那麼有哪些方法可以避免便秘呢？

▲ 如果每日攝取不足的水量及纖維質，容易造成便秘的現象。

一、優質的睡眠

好的睡眠可以排出毒素、修復身體、平衡自律神經,這些對排便都非常重要。

二、足夠的水分

水分對於身體毒素的排出,是最重要的因素。水分可以帶走腸道毒素,保持腸道活力。足夠的水分,也可避免糞便太過乾燥。早上起床後,至少喝500cc的水,可促進排便。**正常的人每天至少要喝3000cc的水。**

三、足夠的膳食纖維

膳食纖維分為可溶性與不可溶性的纖維。可溶性纖維可吸收水分,防止糞便太乾、不可溶性纖維可增加糞便體積,兩者對腸道健康都很重要。膳食纖維可以刺激腸壁,引起蠕動反射,可以像掃把一樣帶走食物與細胞殘渣,可以促進腸道益生菌的生長、抑制壞菌產生毒素。各種蔬菜、水果、全穀類等等都有非常豐富的膳食纖維,**每餐中蔬菜水果的量最好佔一半以上。**像是燕麥、蘋果等等都是富含膳食纖維的食物,而**精製的穀類,例如白米、白麵粉就要少吃點。**

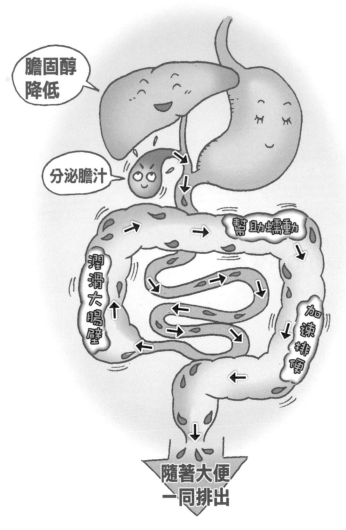

▲ 正常的人每天至少要喝3000cc的水，才能
維持腸道的正常運作。

四、多吃好油，少吃煎炒炸

好的油脂是人體所需，也能夠促進排便，**像是有機冷壓的橄欖油、苦茶油、椰子油、亞麻仁油等等都是好油**。將蔬菜水煮後再加入好油是最健康的吃法。相反的，油品經過煎炒炸等高溫料理之後，會變得難以消化，會促進毒素累積與便秘。

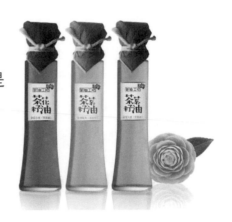

五、良好的用餐習慣

餓了再吃、細嚼慢嚥、七分飽、飯後散步，這些用餐習慣可以避免消化不良，進而避免便秘。飯前作半浴（以冷水洗臉、洗手腳，可詳見P.117～118），則可以增加消化力。

六、多動少坐

運動可以促進腸子蠕動、平衡自律神經。**最好的運動就是走路，每天走路40分鐘以上，可以有效預防便秘**。對於坐辦公室吹空調的上班族，更要刻意的提醒自己，每隔50分鐘，要起來動一動、走一走，避免坐得太久引起脊椎不正。另外就是有些瑜伽體位法，也是很好緩解便秘的方法。

七、不要濫用瀉劑

所有的瀉劑都會讓腸胃變得更虛弱，因而造成對瀉劑的依賴，所以我們還是要盡量靠上面提到的六點來鍛鍊，改善便秘的問題。**如果是嚴重的便秘時，可以吃點稀釋的優格水，或是作個一天水果斷食，隔天用濃檸檬鹽水來清腸，緩解緊急狀況，讓身體舒服些。**關於斷食的作法，後面會有介紹。

便秘也有可能是一些疾病引起，例如甲狀腺功能低下、大腸腫瘤等等，所以如果便秘的狀況一直沒有改善，可能要到醫院去做更詳細的健康檢查。

排便的姿勢可採用蹲姿與坐姿。蹲姿是最省力的。膝關節不好可採坐姿，將上身前傾，兩腳打開，這樣才能放鬆骨盆肌肉。馬桶高度不要太高或是加個小凳子提供足部支撐。上完大小號，要用衛生沖洗器沖洗前後陰，再用毛巾或衛生紙擦乾。

男生一般都習慣站著小便，建議要改成蹲姿或坐姿。一般站著時，為了要維持血壓，交感神經的興奮程度較高。然而膀胱收縮卻是要副交感神經興奮才行，所以坐著小便有利於膀胱收縮完全。另外就是坐著的時候，膀胱出口的骨盆底肌肉比較放鬆，也有利於排尿。

習慣 7、好好吃飯（提升營養素與酵素）

養成良好的用餐習慣，可以讓食物變得更好消化。這裡提出幾個原則：

一、飯前半小時，飯後一小時，不喝水

以免稀釋消化液，造成消化不良。但吃飯前可喝一口水，潤滑消化道。

二、有食慾再吃東西

沒有食慾時吃東西，是造成毒素累積最常見的壞習慣。當肚子餓時，表示消化系統已經準備好了，可以分泌足夠的消化液來消化食物。

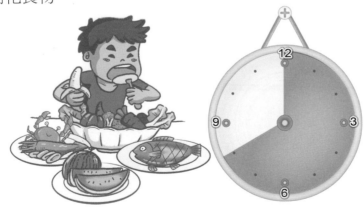

▲ 如果沒有食慾時吃東西是造成毒素累積最常見的壞習慣。

三、吃東西前做半浴

如此可以提升消化腺體的消化力。此外，漱口可以帶走口腔的細菌與毒素，避免被吞下肚子。

四、細嚼慢嚥

充分的咀嚼，可以讓食物變得容易消化。食物被分割的越細，與酵素接觸的面積就越大。唾液裡面有澱粉酶，可以消化澱粉類的食物。最好是將食物咀嚼到能夠喝下去的程度，是最理想的。

五、進食順序基本原則是好消化的先吃

以水果而言，自帶酵素消化快，最適合單獨吃，盡量不要與正餐一起吃，若是與其他食物一起吃會讓水果停留在胃裡面太久，引起發酵，造成脹氣。

正餐最好以煮熟的蔬菜料理開始，容易消化又提供飽足感。冷壓油可以單獨吃，或是拌蔬菜一起吃。其次是吃蛋白質高的食物，例如豆類、堅果類、優格。最後才是澱粉類的食物，如米、麵、藜麥等等。一餐中不要吃太多道菜，以免消化系統負擔太重，**每餐以四道菜為原則**。

六、只吃七分飽

我們的胃，最好要有一半是固體，四分之一是液體，四分之一是空氣。這樣的比例才是最容易將食物與酵素攪拌均勻。如果整個胃都塞滿的食物，消化不良的比例就大大的增加了。有人會擔心沒有吃飽很快就會餓了。確實，如果食物變得很好消化，會有這種現象，那我們可以餓了就吃。身體健康在改善初期，會需要很多能量來修復，等到修復完成後，對能量與營養的需求就會下降。但對於餓了再吃、七分飽等原則還是要遵守，才能讓身體健康持續的改善。

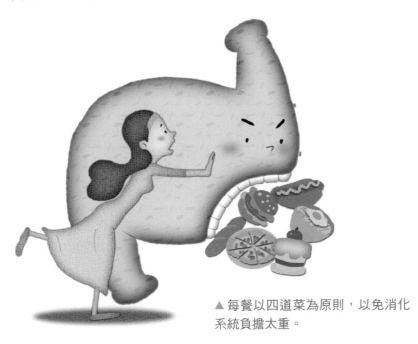

▲ 每餐以四道菜為原則，以免消化系統負擔太重。

七、保持用餐的心情愉快

只有心情愉快時，才會有好的消化力。用餐時，找好朋友、家人一起用餐，愉快的聊天，這樣可以讓消化變好。相反的，在心情不好時，可以延後用餐的時間，散散步或靜坐。讓心情改善之後再用餐。

八、七點之前吃完晚餐

晚餐時間不要過晚，以免影響睡眠。晚餐也不宜吃難消化的食物。飯後身體會花四到六個小時來處理食物，腸道、胰臟、肝臟都會非常忙碌。晚餐如果太豐盛，睡覺時肝臟就一直在處理食物，會影響到原本睡眠時的全身排毒工作。天黑之後**不要吃生食，如優格、水果、生菜等，以免造成免疫系統的負擔。**

九、飯後散步

當用餐後，血糖會開始升高，血糖過高就會引發過多的胰島素分泌，造成脂肪生成與堆積。這時候如果輕鬆的散步，血糖就會被肌肉用掉，避免刺激分泌過高的胰島素。但飯後不要馬上投入需要大量腦力與體力的工作，以免腸胃消化器官得不到足夠的血液供應。

習慣8、平衡工作與休息（舒展肌肉與骨架）

不論是腦力工作或是體力工作，在工作一段時間之後，身體細胞與組織的廢物都會累積，內分泌腺體也會發熱。這時候就應該讓身體稍微休息一下。工作50分鐘，休息10分鐘，活動身體，尤其是讓眼睛休息。休息的時候可以做一下半浴，冷卻腺體，讓身體重新恢復活力。

很多人的工作是坐辦公室，坐姿時間長了，下半身的血液與淋巴循環就會變差，所以坐姿不可太久，要多起身活動，拉拉筋、伸伸懶腰。**如果可能的話，可採取跪坐姿工作，在腳踝下方與臀部下方放個軟墊**。坐沙發的姿勢是對循環最不好的，也容易壓迫內臟，要盡量避免坐沙發。

辦公室工作常常是在空調的環境中，此時可**利用休息的時間，到戶外透透氣**，呼吸一下新鮮的空氣。同時也可暫時遠離辦公室中，電磁波密集的環境。

過度工作不休息，會引起體內的壓力賀爾蒙與交感神經過度亢奮，造成內臟功能的失調。已經失調的內分泌與自律神經，要重新平衡需要更長的時間，絕對是得不償失的事情，所以絕對不要讓身體過度疲勞。

1.在辦公室工作應每小時休息10分鐘

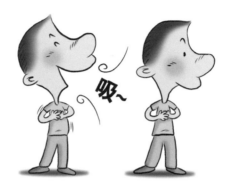

吸~

▲ 起身活動遠離電磁波密集的環境，
並呼吸一下新鮮的空氣。

2.做半浴

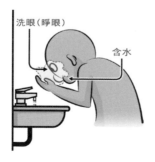

洗眼（睜眼）

含水

▲ 做半浴可以帶走廢物與廢熱，
恢復大腦功能。

3.跳高士基舞

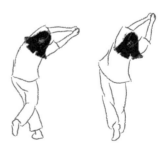

▲高士基舞可以放鬆舒緩脊椎、
肌肉與肌筋膜。

習慣 9、日光浴（增強免疫力）

1903年12月10日，瑞典首都斯德哥爾摩音樂廳，第三屆諾貝爾醫學獎頒獎典禮上，主持人緩緩的念出了得獎者的名字：尼爾斯‧芬森（Niels Ryberg Finsen）。

尼爾斯‧芬森醫生出生於丹麥的法羅群島，在這個北緯61度的群島上，每天的日照平均不到三小時，是世界上雲霧最多的地方。患有先天性罕見疾病的芬森從小體弱多病，每當夏日來臨，沐浴在明媚陽光下的群島，處處充滿著生機，總是可以帶領芬森走出漫長冬日的陰鬱。也是這份對於陽光的熱愛，引領著他一生對光療法無怨無悔的追尋。

芬森發明了紅光燈，利用紅外線來治療天花病人的膿皰；自行設計了紫外線光療儀，治好了當時醫界束手無策的皮膚結核。芬森教授成為第一個以科學實驗，證明光線療效的人；也因這個前無古人的成就，而獲頒諾貝爾醫學獎。

諾貝爾獎頒獎典禮主持人娓娓道來芬森教授的傑出貢獻，觀眾們翹首盼望，但卻遲遲盼不到芬森上台領獎。短暫的沉默之後，主持人的聲音再次響起：「不幸的是，芬森教授長期以來忍受著疾病的折磨，因此無法前來受獎。」芬森成為了第一

位缺席頒獎典禮的獲獎者。由於唯恐來不及將實驗的成果寫下來，芬森夜以繼日的努力工作，在獲獎的隔年，就因積勞成疾而與世長辭，結束了短暫而燦爛的一生。但他留下的事蹟，卻像是陽光般，激勵著一代又一代的後人。

疾病纏身的我，常常覺得陽光對我的健康大有裨益。我決心找出到底陽光到底能帶給人類什麼好處。──芬森

一百年後的今天，大家都已經明白，陽光對於維持身體健康的重要性。醫界普遍使用光照療法，用來治療憂鬱症、失眠、新生兒黃疸、白斑乾癬等皮膚病。太陽光中的紅光，可以消炎止痛、改善循環，對於痛風與類風濕關節炎很有助益。近紅外線可以活化粒線體活性，提升能量。陽光中的紫外線可以產生維生素D，而維生素D對於預防癌症、心臟病、骨質疏鬆症、與增強免疫力，扮演很重要的角色。

但是要靠曬太陽獲得足夠的維生素D，要滿足很多條件。首先，**太陽的高度必須大於50度**。這是因

▲ 日光浴有助於身體排毒、提升能量、預防骨質疏鬆症。

為能夠製造維生素D的是太陽光中的中波紫外線（UVB），太陽的角度太斜的話，就會過濾掉大多數的UVB。50度是什麼概念呢？如果**影子比身高短一點，太陽的高度大概就可以大於50度了**。此外，雲層、空氣汙染、衣物、玻璃等等，都會阻隔中波紫外線，然而卻不容易阻隔會造成皮膚傷害的長波紫外線（UVA）。所以，如果天氣不好、污染嚴重的日子，就不用想靠日光浴來製造維生素D了，以免得不償失。

做日光浴的方法如下：將身體有病的部位，如皮膚與關節，暴露在陽光下，其餘則需遮蔽起來。如果是一般健康人，可以露出背部，而經常曬到陽光的頭與四肢則遮蔽起來。**曬太陽十到十五分鐘之後，就應移到陰涼處，用濕毛巾按摩**。關節炎或是皮膚病者，可以用苦楝油按摩4、5分鐘。等皮膚降溫之後，可以再繼續做日光浴。曝曬和按摩可反覆數次，最後結束時以濕毛巾擦拭全身。

▌ 名詞解釋 ▌

苦楝油

這是從印度苦楝樹的種子與樹皮提煉出來的，含有活性成分印楝素（azadirachtin），可以當作驅蟲劑。外用也可以緩解異位性皮膚炎等各種皮膚病的症狀。

做日光浴最令人困擾的事，莫過於戶外空氣汙染了。如果要獲得足夠的維生素D，可能都要在早上十點以後，到戶外才能曬到中波紫外線。可是在城市中，充滿了各種PM2.5懸浮微粒、揮發性有機物、氮氧化合物與臭氧等空氣汙染，隨著陽光越強，污染也跟著更嚴重。這是在做日光浴之前，要先調查清楚的。大家可以上衛生署的空氣品質監測網站，查詢當天的空氣品質指標（AQI），如果AQI大於100以上的話，就最好不要做日光浴了。

提醒大家，做日光浴時，盡量避免穿著化學纖維衣物、使用石化清潔劑與化學保養品，這些經過陽光照射之後，會產生對人體有害的物質。做完日光浴之後，也要多喝好水，幫助體內排出廢物。

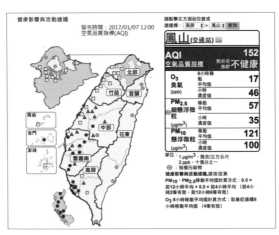

◀外出做日光浴，可以先上網查詢戶外的空氣汙染指數。

習慣 10、節制性行為（強化內分泌）

性是生命中最美好的事情之一，但是我們要避免過度的性行為給健康帶來的損害。一個月超過四次性行為就太多了，會讓神經細胞、內分泌腺體變的衰弱，而損害健康。

飲食男女，生存與繁衍是動物的本能，也是人類最原始的慾望。對待性，就跟飲食一樣，過與不及都不好。強行壓制性的慾望，會導致性慾變形為其他形式的慾望，也可能會造成其他的心理問題。**過度的縱慾，會導致內分泌與自律神經失調，而影響健康。**

男性受到性刺激，一直到射精之後，睪丸、前列腺、尿道球腺就會開始生產補充精液的原料。這個過程會耗費很多酵素、維生素、礦物質、微量元素、能量，整個內分泌系統與自律神經也會開始運作起來，恢復精液的儲備。自然的精液排出是無害的，但是縱慾卻會帶來害處。

縱慾給身體帶來的壓力，引發壓力賀爾蒙濃度居高不下，壓力賀爾蒙升高會造成睪固酮濃度下降，因為製造這兩種賀爾蒙的原料相同，彼此有一種競爭關係。

睪固酮是男性睪丸所分泌的賀爾蒙，是製造精液所必需的賀爾蒙。睪固酮還有很多生理作用，例如幫助細胞產生能量、合成肌肉、增加骨質密度、促進骨髓造血、增強免疫功能等等。縱慾過度還會導致身體利用睪固酮的能力下降，最終造成能量低落、肌肉力量變差、掉髮、暴躁易怒、喪失熱情與自信。

　　由於性慾一旦產生，要再強行壓制就會有不良的影響。因此最佳的辦法是將自己投身於有意義的工作中，並樂在其中。同時也要適度運動，運動可以降低壓力賀爾蒙，提升睪固酮，但是要注意不要運動過度了，會有反效果。如此就不容易縱慾過度，而且每次性愛的品質也會很好，可以增進伴侶之間的情感，得到一個幸福的人生。

▲縱慾會給身體帶來的壓力，建議一個月不要超過4次。

習慣 11、瑜伽體位法（幫助淋巴循環）

在養成好習慣的過程中，常常會受到不良情緒的干擾，而導致功敗垂成。在這個時候，靜坐與瑜伽體位法會有很大的幫忙，可以平衡我們的情緒，降低粗鈍的慾望。所以在邁向健康療癒的路上，規律的靜坐與做瑜伽體位法，可以大大增加成功的機率。

瑜伽體位法（Asanas）的原義是在令人感到舒適的姿勢，維持一段時間。這是一種靜態的運動，若能有規律的鍛鍊，可使身體健康強壯，並可治癒某些疾病。瑜伽體位法為何會對健康有益呢？有下列幾點原因：

一、促進淋巴流動

淋巴管收集細胞排出的廢物，將之送回全身的血液循環。不過淋巴循環並不像血液循環，有像心臟這樣的幫浦提供動力，而是要靠肌肉的收縮提供循環的動力。**如果淋巴循環不好的話，細胞排出的廢物就會堆積在組織液中，造成症狀與疾病。** 瑜伽體位法藉由肌肉的伸展與壓迫，可以協助引流淋巴循環不佳的地方。

二、平衡內分泌腺體

身體的運作，除了神經系統之外，還靠內分泌系統、細胞傳導物質來協調。如果內分泌細胞周圍的組織液堆積太多廢物，就會引起慢性發炎，造成內分泌失調。內分泌失調會影響睡眠、情緒、女性經期、體重控制、皮膚皮脂腺分泌異常等等。瑜伽體位法藉由排除組織液中的廢物，可重新平衡內分泌系統。當內分泌腺體恢復平衡了，情緒也就平靜下來了。

三、平衡自律神經

瑜伽體位法可以平衡自律神經。大家一定聽過，自律神經失調所造成的種種疾病，失眠、恐慌症、心悸、胃食道逆流等等。瑜伽體位法，藉由直接刺激神經、引流淋巴中的廢物、刺激內分泌腺體等等機制，可以平衡自律神經，避免交感神經過度興奮。

四、放鬆肌筋膜與調整骨架

人體全身的骨頭藉由骨膜與筋膜連結在一起。組織液中的廢物過多，也會造成活性氧自由基增加、細胞中鈣離子增加，而引起肌肉緊繃。肌肉緊繃會造成骨架變形，骨架變形會影響內臟器官功能。

練習瑜伽體位法的注意事項

練習瑜伽體位法主要的目的是與自己的身體對話,所以不要勉強自己一定要做的跟老師一樣標準。要記得,瑜伽體位法的意思是「維持在舒適的姿勢」,所以每個人的點都不一樣,不要去跟別人比較。此外,做瑜伽體位法之前也要充分的暖身、活動關節,才能避免受傷。

練習瑜伽體位法要在空氣流通的室內練習。衣服最好選擇透氣的純天然材質衣服。飯後兩個半到三個小時內不要練習。女性在月經、懷孕期間、產後一個月內,也不要練習體位法。

練習體位法時,呼吸非常重要。所有的動作都要配合呼吸,才能達到效果,因此建議各位,一定要找合格的瑜伽老師學習。練習之後的按摩與大休息更不可少,才能讓體位法的效果完整,讓身心得到最大的益處。

常用的體位法有:瑜伽身印、大拜式、眼鏡蛇式、兔式、脊椎扭轉式、肩立式、魚式、攤屍式。請教專業的瑜伽老師,最適合你的瑜伽體位法,因為每個人適合的體位法都是不一樣的。

適合肥胖者的瑜伽體位法

● **早上**：大拜式、瑜伽身印、蛇式
● **傍晚**：蛇式、背部伸展式、蝗蟲式

注意事項：做之前要做好熱身，做的時候不要強求做到標準姿勢，而是以自己的身體狀況為準，做完體位法後要記得按摩與大休息。

一、大拜式

1. 一開始採跪姿，手臂向上伸直並緊貼耳朵，雙掌合十。
2. 上身開始向前彎曲時，慢慢吐氣，直到鼻尖及額頭觸地。
3. 維持此姿勢不動，閉氣八秒鐘。
4. 開始吸氣，同時上身回到原來姿勢，手臂放下。
5. 重複練習八次。

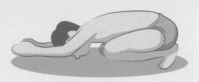

二、瑜伽身印

1. 以簡單坐姿坐著，兩手在背後以右手握住左手腕，
2. 上身慢慢向前彎時吐氣，直到鼻尖及額頭觸地。
3. 維持此姿勢不動，閉氣八秒鐘。
4. 開始吸氣，上半身回到原來姿勢。
5. 重複練習八次。

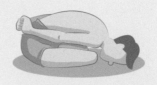

三、蛇式

1. 一開始採俯臥，雙手放在頭兩側。
2. 上身抬起時吸氣，以雙掌撐起身體，抬起胸部，雙眼注視天花板。
3. 維持此姿勢，閉氣八秒鐘。
4. 吐氣時慢慢恢復原來俯臥的姿勢。
5. 重複練習八次。

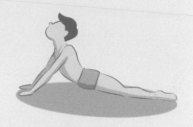

四、困難背部伸展式

1. 仰臥，手臂向後伸直，雙手臂貼緊耳朵。
2. 吐氣時將上身抬起，上身繼續前彎直到將臉埋在兩膝之間，兩腿要打直，雙手緊握兩腳大拇趾。
3. 維持這個姿勢，閉氣八秒鐘。
4. 吸氣時慢慢恢復原來仰臥的姿勢。
5. 重複練習八次。

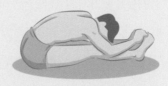

五、蝗蟲式

1. 俯臥，手臂向後伸直，手掌向上。
2. 將腰與腿抬起，同時雙手變成握拳。
3. 維持這個姿勢 30 秒。可以自由呼吸。
4. 慢慢把腿放下，回到原來姿勢。
5. 重複練習四次。

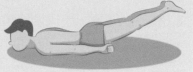

六、攤屍式（大休息）

　　安靜地平躺著。假想自己死去，像一具屍體般，兩手完全放鬆地置於地上。時間不一定，可以做兩分鐘到十分鐘。

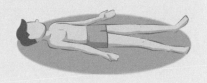

　　在練習瑜伽體位法一段時間之後，肌肉與筋膜會變的更有彈性，姿勢自然而然也就會更標準。你也會發現，心靈越來越平靜喜悅，不再容易有憤怒與憂慮的情緒，這些都能讓靜坐做得更好，接下來我們就來談談靜坐對身心的益處。

習慣 12、每日靜坐兩次（身心靈全淨化）

靜坐對於維持身心平衡有很大的益處。我們每天所接觸到的人、事、物，我們說的話、做的事，都會變成各種想法在我們的大腦中。當你閉上眼睛，就可以感受到我們腦中的念頭是如此的多。我們的身體也深受這些念頭與情緒的影響，因而可能感受到壓力，或變得緊繃，而靜坐就可以幫助我們釋放這些情緒對身體的壓力。

關於靜坐的一些科學研究，都可以發現，靜坐能讓身體的自律神經平衡。自律神經中的交感神經，如果過於亢奮會讓身體一直處於緊張的狀態，而影響到睡眠、食慾、排便，組織與細胞的損傷，也無法即時修復。因此，我一直將靜坐的練習，作為整體自然療法的一部份。

我在玉井阿南達瑪迦蔬果淨化營，幫助學員做蔬果汁斷食時，我發現，若能配合靜坐與瑜伽體位法，則整體排毒的效果會變得更好。而在斷食結束之後，身體的毒素減少，大家的身體也會更柔軟，心靈更平靜，靜坐也會更深入。

靜坐的方法有非常多種，我在這裡介紹一些基本的原則：

一、靜坐是一種專注的思維練習，能提升心靈的專注力。要我們的大腦完全不想事情是不可能的，重要的是：想什麼。有句話說：「你想什麼，就變成什麼」。將心靈專注於無限的、永恆的、光明的目標上，是最佳的選擇。當你在靜坐時，也許會感受到思緒紛飛，像是泉水一樣湧出，讓你無法專注在你的目標上。這是很正常的，當思緒跑掉時，將他拉回來你靜坐的目標，繼續練習就好。

二、靜坐的姿勢也有很多種，原則是讓身體放鬆，不要干擾到大腦的練習即可，但要盡量保持脊椎正直的姿勢，讓體內氣血循環通暢。常遇見的問題是腳痛、腳麻、腰酸，這時我們可以用一些墊子將臀部墊高，直到讓腰部與腳部可以放鬆為止。畢竟靜坐是一種心靈的鍛鍊，身體的姿勢是否標準完美是其次的。

三、要想要讓靜坐順利，前置作業是不可少的。主要就是悅性食物、瑜伽體位法、遵守道德原則。這三者都能讓情緒平穩、減少大腦雜亂的念頭、讓身體更加柔軟，讓靜坐變得更容易做。悅性食物是指對身心皆有益的食物，對靜坐非常有幫助，包含五穀類、豆類、根莖葉菜類、水果、奶製品。

靜坐姿勢種類

靜坐姿勢	名稱	做法	說明
	蓮花式（雙盤）	將雙腳分別盤放在另外一邊的大腿上。	有利於長時間的放鬆與穩定。但不適合筋骨僵硬的初學者或腿受過傷的人。
	半蓮花式（單盤）	將其中一隻腳放在另外一邊的大腿上，另外一隻腳可以放在大腿下。	適合初學者。長時間容易造成脊椎側彎，所以一定要左右腳輪流在上。
	緬甸坐式	雙腳平放於坐墊之上，不交叉，一隻腳在前，一隻腳在後，兩腳平行。	適合初學者。有助於身體平衡。需要左右腳輪流在前，臀部需要墊高一點。
	跪坐式	臀部跪坐在腳上，可在腳踝處多加一個軟墊，減輕腳踝關節壓力。	飯後採用跪坐式，可促進消化功能。
	正襟危坐式	臀部坐在與膝同高的椅子上，大腿懸空，與地面平行，小腿與大腿垂直，兩腳自然平放於地。	適合年紀大，腿較僵硬的人。

四、靜坐的時間與地點最好固定下來，這樣更有助於我們養成每天靜坐的習慣，讓心靈更容易專注，靜坐的效果也會更好。清晨與傍晚，都是很適合靜坐鍛鍊的時間。靜坐前要先做半浴（詳見P.116），讓五官與四肢冷卻下來。

　　五、靜坐時，呼吸的速度自然就好，不需特意去控制呼吸，要專注於靜坐的目標。當我們的心靈逐漸的平靜下來，呼吸也會跟隨著我們的心靈變得緩慢悠長，這是自然發生的。

　　學習靜坐，需要有經驗的老師帶領，那是因為靜坐時的目標脈輪與梵咒，都與個人的心靈波動有關，需要選擇適合個人的目標脈輪與梵咒。此外，當靜坐的過程中，也會遇到種種身體的或是心理的問題，需要靜坐老師幫忙解決。

　　靜坐會帶來種種身心的改變，也會將潛能開發出來，這些都是靜坐進步的里程碑，但是我們不要過於執著於這些能力，而是要繼續專注在靜坐的理念上，才不會耽誤了身心靈提升的進展。

　　學習靜坐是免費的，也與您所信仰的宗教無關。靜坐與世俗生活並不衝突，相反的，可以幫助大家在工作與家庭上能更加的成功。

2-4 飲食微習慣這樣做

　　由於在健康療癒的路上，「怎麼吃」是最關鍵的，因此我們有必要再跟大家詳細介紹各種食物的吃法。前面我曾說過：「消化不良是萬病之源。」，要避免消化不良，就要提升消化力，同時也要讓食物變得好消化。好的生活習慣可以提升我們的消化力，而怎麼讓食物變得好消化，就是接下來我們要講的重點。

選擇容易消化的食物

　　每個人的消化力不同，每種食物耗費的消化力也不同。蔬菜、水果是屬於容易消化的食物。沒有高溫精製過的冷壓油也是容易消化的。**種子類食物，像是穀類、豆類、堅果類，雖然很有營養，但需要事先泡水處理過，才會變得好消化。肉、魚、奶、蛋等動物性食物比植物性食物來源更難消化。而高溫的烹調方式，如煎、烤、炒、炸，會讓食物變的難消化，而很**

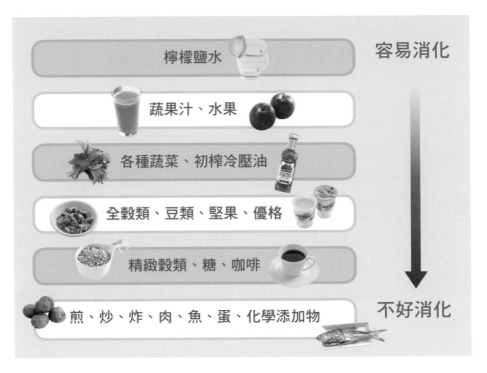

容易消化

檸檬鹽水

蔬果汁、水果

各種蔬菜、初榨冷壓油

全穀類、豆類、堅果、優格

精緻穀類、糖、咖啡

煎、炒、炸、肉、魚、蛋、化學添加物

不好消化

多食品添加物都是化學物質，屬於難被人體酵素系統分解的物質。

　　吃容易消化的食物，可以節省人體產生酵素的原料與能量，因此可以產生更多的代謝酵素去分解體內毒素，所以有慢性病的人，最好選擇越容易消化的食物越好，比較難以消化的肉、魚、奶、蛋，最好列為禁忌食物，這樣進步的速度才快。

　　植物類中的小麥與黃豆，也是屬於比較難消化的，消化力不好的病人，最好暫時避開這兩類食物。

如何選擇農產品

著名的一八五二年西雅圖酋長宣言中有這樣一句話:「任何發生在大地上的,必將同樣地降臨在祂的子民身上。」

選擇農產品,就是在選擇建構我們身體的建材。我們吃進什麼,就會變成什麼。人體的細胞材料來自蔬果,蔬果來自土壤,這就是身土不二的概念。好的農產品,一定是來自於好的土壤。

選擇農產品有 4 個標準

1. 肥料使用	盡量使用本身土地的落葉堆肥、動物糞肥等。不可過度使用化肥,而使土壤失去活力。如果土壤中有豐富的微生物、有機腐植質、團粒結構等等,就是有活力的土地。土地與人體一樣,施肥過度會生病,惹出一堆壞菌與病蟲害。
2. 農藥	盡量不使用農藥,採取生物防制法,或是利用輪耕與混耕,來避免病蟲害。
3. 灌溉用水	水源要潔淨,盡量不要有家庭廢水、工業廢水、農藥廢水(上游的農藥與除草劑)污染。也不要使用地下水來灌溉,會有砷汙染疑慮,且破壞生態。
4. 生態	農田周遭的生態系越完整越好,有池塘、樹林,各種動植物齊全。這樣的環境,土壤的營養成分越好。

選擇農產品是一門大學問，一般人也沒有那麼多的精力去研究與選擇。我自己的經驗就是選擇有理念、有知識、值得信賴的農夫，有理念、有知識，然後直接跟農夫買。這樣的話價格便宜，品質也有保障。也要盡量選擇在地、合乎時令的農產品，最好吃也最營養，病蟲害少，農藥殘留的可能性也低。

這樣吃蔬菜

蔬菜有很多種類：根莖類、葉菜類、瓜果類、花、豆莢類，相對上都屬於比較容易消化的。蔬菜多半具有很高的纖維質，纖維質可以帶來飽足感，與澱粉類食物一起吃可以延緩血糖上升的速度。蔬菜也具有很豐富的維生素與礦物質，與蛋白質食物一起吃，可以提供中和蛋白質酸性消化產物所需的鹼性礦物質。

腸胃不好的人，如果要讓蔬菜變的更好消化，那就是要將之煮爛，如此植物纖維就不會給腸胃帶來太大的負擔。當然有些營養素煮熟之後可能會流失，例如維生素C、酵素等等。這些可以從生菜、水果中來攝取。腸胃不好的人則可以透過以慢磨機榨蔬果汁的方式，獲得蔬菜水果中的營養，從而避免未煮過植物纖維刺激腸胃。

當我鼓勵人多吃蔬菜，少吃肉魚奶蛋時，常有人一臉茫然的問：「這樣不是沒什麼東西可吃了？」，其實蔬菜的種類非常豐富，在這邊列出一些台灣四季常見的蔬菜，給大家參考。

葉菜類

春	山蘇、茼蒿、馬齒莧、豆瓣菜（西洋芹）
夏	地瓜葉、空心菜、莧菜、川七、皇宮菜、龍鬚菜、過貓、龍葵、艾草、九層塔
秋	芹菜、芥蘭菜、秋葵、紅鳳菜、小白菜、香菜
冬	高麗菜、油菜、花椰菜、青花菜、大白菜、結頭菜、萵苣、牛皮菜、菠菜、A菜

根莖類

春	紅蘿蔔、牛蒡、箭竹筍
夏	桂竹筍、茭白筍、蘆筍、 玉米、檳榔心
秋	山藥、地瓜、芋頭、菱角、 連藕、麻竹筍
冬	白蘿蔔、馬鈴薯、樹薯、薑

瓜果類

春	番茄
夏	苦瓜、絲瓜、茄子、蒲瓜、黃瓜
秋	南瓜
冬	冬瓜、彩椒

豆夾類

春	長豆	
夏	四季豆	
秋	豌豆、皇帝豆	
冬	四季豆	

花類

春	油菜花	
夏	朱槿	
秋	落神花、金針花、野薑花	
冬	香蕉花	

這樣吃水果

水果也是非常容易消化的食物，也是最方便取得的生食來源，可以提供優質酵素與維生素與礦物質。**水果也有豐富的纖維質，可以增加腸內的益生菌。**但是要避免吃太多太甜的水果，會影響消化。澱粉類高的水果，例如蘋果與香蕉，也會相對難消化一些。

水果空腹時單獨吃，可以充分得到水果的好處。**早餐前可以吃一些容易消化的水果，像是柳丁、木瓜等等。**兩餐之間也可以吃水果，當作是點心。

如果水果要與正餐一起吃的話，要飯前吃還是飯後吃呢？這個問題比較複雜。**飲食順序基本原則是容易消化的先吃**，這樣食物比較不會在胃裡塞車，這樣水果應該飯前吃。

但是如果根據味道的進食順序，「苦、澀、辣、鹹、酸、甜」，太甜的水果應該飯後吃，以免影響消化。

對於消化差的人來說，飯後吃一些有助於消化的水果，例如木瓜，可以降低消化不良的程度，但是最好還是遵守飲食原則，避免消化不良，而不是靠水果來幫助消化。

關於食物味道的進食順序，稍微解釋一下。先吃苦味菜會讓後面所有的菜都變得好吃。**澀味菜讓神經收斂，辣味菜讓神經活化起來，這兩者可以彼此平衡。鹹味菜中的鹽可以抑制酸味，但讓甜味更好吃。**吃了甜食之後，消化酵素分泌就減少了，所以甜食要擺在最後吃。

這樣吃穀類

種子類的食物，像是穀類、豆類、堅果類，通常都含有一些影響消化的成分，像是植酸、鞣酸等，會破壞蛋白質成分的酵素。要經過**泡水催芽再煮熟的步驟，才會變的好消化**。泡水的時間至少四小時，最好能隔夜，如果是溫度比較高的夏天，每四到六個小時要換水，以免發霉。泡水之後，植酸可以被除去。此外，種子內的酵素會被活化，開始分解自身的營養素，可以讓種子內的澱粉、蛋白質、油脂都被分解成小分子，變成容易消化的型式。

穀類像是糙米、小麥、燕
麥、蕎麥、藜麥、小米等等。
糙米營養豐富，但纖維比較不
容易消化，消化很弱的病人可以
先吃白米，等腸胃變好再增加糙
米。**水稻要注意產地的水源，因為水**
稻很容易吸收水中的砷。水源有砷污染的話，吃白米會比糙米
好，因為毒素會累積在粗糠中。

稻米常見的品種有梗米（如：蓬萊米）與秈米（如：在
來米）。一般說來，秈米比較好消化，血糖上升比較慢，也
不容易脹氣。有血糖問題的人可以選擇秈米品種。像是台灣
的台中秈10號、泰國茉莉香米Mali（KDML105）、印度香米
Basmati、澳洲秈米Doongara。

小麥做成的麵食類是很多人的最愛，像是麵包、蛋糕、
麵條、饅頭、包子等等。但是當今的商業小麥多是侏儒小
麥品種，含有比較多的麩質蛋白，以及不容易消化的澱粉
等，不宜多吃。原生種的小麥就比較好消化，像是卡姆小麥
（Kamut）、斯佩爾特小麥（spelt）。當然這也跟人種的基因
有關，有些人的酵素系統就比較能消化小麥。

〔藜麥〕

藜麥號稱穀類之母，含有優質蛋白質，維生素與礦物質都很豐富，營養價值極高。藜麥大多來自於南美洲，有白色與紅色兩種。泡水之後，可以煮成藜麥飯來取代米飯。台灣也有藜麥，品種與進口的不太一樣，顏色也是紅色的。台灣藜比較小，所以可以與稻米一起煮，兼顧口感與營養。

〔燕麥〕

有豐富的膳食纖維，有飽足感，很適合拿來當作點心吃。市面上販售的燕麥有燕麥粒、生燕麥片、熟燕麥片的分別。

燕麥粒	是完整的種子，一樣需要泡水再煮爛的步驟，就會變得很好消化。有時間下廚的話，燕麥粒是比較好的選擇。
生燕麥片	已經事先被壓扁了，即使泡水也無法催芽，就不容易變得更好消化。生燕麥片要煮過才能吃。
熟燕麥片	一樣無法泡水催芽，營養成分也流失得最多，只是比較方便省時而已。

這樣吃豆類

豆類是很好的植物蛋白質的來源，像是黃豆、黑豆、扁豆、米豆、鷹嘴豆、花生、紅豆、綠豆等等。豆類一樣要泡水催芽再煮爛。可以在前一天晚上先泡水，隔天再煮來吃。豆類要比穀類泡水的時間更久一點。

黃豆是豆類中最難消化的一種，對於病人與消化不好者最好避免。如果一定要吃黃豆，可以選擇有機黃豆、食用前泡水催芽、或製成發酵產品，例如天貝。都是讓黃豆製品變成更容易消化的方式。至於黑豆與黃豆一樣，其實都是大豆的一種，毛豆則是八分熟的大豆。但是目前台灣的**黑豆與毛豆沒有基因改造的品種，所以可能除草劑的殘留會少一點。**

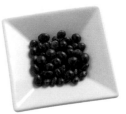

名詞解釋

豆類泡水的方法

先挑掉破損等品質不好的豆子，將豆子洗乾淨，加入兩倍的過濾水浸泡。浸泡時間約為12小時，夏天時每4～6個小時要換水一次。浸泡完成之後，將水倒掉，再用過濾水清洗一次，就可以下鍋了。

豆類中的花生很容易發霉，受到黃麴毒素的污染，在食用時要特別小心。首先是要選擇完全曬乾的帶殼花生，要吃之前再剝開，如果外觀有破損與異樣的花生就丟棄不吃。之後再泡水、完全煮熟來吃。

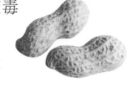

▲ 帶殼花生要用小密封袋封存，然後冰在冰箱裡，注意一次不要買太多。

這樣吃堅果

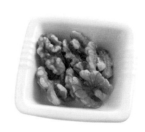

堅果是指果皮堅硬的乾果類與種子，常見的有杏仁、腰果、核桃、開心果、松子、南瓜子、芝麻等等。

堅果最大的好處在於具有豐富的微量元素。在綠色革命之後，農產品一般會用大量的氮、磷、鉀等肥料。其他的微量元素像是鈣、鎂、鋅、鐵、銅、硒、錳等等就相對缺乏。但是這些元素可都是建構人體的酵素系統所不可或缺的。

堅果很多都是樹木的種子，樹的生長期長，樹的根可以紮得比較深，可以吸收更多土壤的微量元素，例如像杏仁是扁桃木的種子、核桃是胡桃木的種子、腰果是漆樹的種子等。

除此之外，**腰果還是omega-3等不飽和脂肪酸的天然來源**。omega-3脂肪酸最大的問題是很容易被氧化破壞，直接從堅果攝取就沒有這個問題，但是也要避免高溫的料理方式，以免破壞珍貴的omega-3脂肪酸。

堅果也是絕佳的植物性蛋白質、卵磷脂、與維生素E、維生素B的來源，可以預防多種慢性病。像這樣的超級食物應該要怎麼吃呢？市售的堅果多半是高溫烘烤，或是加入過多的調味料，我的**建議是買未加工處理過的堅果，自己來處理**（堅果先泡水催芽還是最重要的）。作法是準備一個玻璃碗，加入食材2倍份量的過濾水，用薄紗布蓋住碗口，在室溫下浸泡。

口感比較硬的堅果	口感比較軟的堅果
例如杏仁、開心果 可以泡隔夜或 12 個小時	例如腰果、松子 浸泡的時間就可以比較短一些

   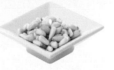

種子發芽需要適當的溫度,所以不要放冰箱;夏天溫度高就每4個小時換一次水,以避免發霉。種子發芽也需要新鮮空氣,所以不要完全密封。浸泡完成後的水不可食用,要倒掉,因為裡面還有植酸等有害物質。之後要再用飲用水洗過一次。

浸泡完成後的堅果算是生食的一種,消化好的健康人可以直接吃,這樣酵素與omega-3的含量最豐富。想要讓**堅果口感與風味變得更好可以用攝氏46度以下的低溫烘焙**。消化不好的人可以將堅果加入菜餚裡面煮來吃,例如彩椒腰果或是杏仁山藥湯。

由於堅果是屬於高蛋白質、高脂肪的食物,吃多了還是對身體有負擔。以杏仁來說,其中20%是蛋白質,50%是脂肪,只要5顆就是一茶匙的油了。建議是,每天吃不超過兩種堅果,每種堅果可以吃1～2份。每份堅果的數量列表如下:

堅果類每份份量(每份約 45 大卡,相當於 1 茶匙的油)			
名稱	數量	名稱	數量
核桃	2 粒	花生仁	10 粒
杏仁	5 粒	南瓜子	12 粒
腰果	5 粒	松子	35 粒
開心果	10 粒	芝麻	2 茶匙

這樣吃油脂

　　油脂是很好的能量來源，比起碳水化合物的澱粉來說，每一單位的脂肪可以提供更多的能量。而且有很多生理功能，需要脂肪的參與，有些脂溶性維生素的吸收，也需要油脂的幫忙，所以脂肪在食物中最好維持一定的比例，才能讓身體健康。

　　我們每天的食物當中，就具有天然的油脂，像是肉類、海鮮、奶製品、蛋、穀類、豆類、堅果類都是油脂含量高的食物，甚至綠色蔬菜、海藻、海帶、水果也都有少量的油脂。

　　如果飲食均衡的話，不一定需要額外補充油脂。**建議大家，盡量從容易消化的完整食物中獲取所需的油脂，例如泡水處理過的穀類、豆類、堅果類，還有優格等等。**額外吃進身體的油，就要注意各種油脂的種類、比例與份量問題。

　　脂肪可以分為飽和脂肪與不飽和脂肪。通常動物性的油脂，飽和脂肪的比例高，所以容易在常溫下呈現固態，像是豬油、奶油等等。植物油中的椰子油也是飽和脂肪。飽和脂肪比較穩定，不容易酸敗，高溫料理時也不容易變質。人體內的脂肪，也大都是飽和脂肪。吃進去的飽和脂肪超過所需，會儲存

在脂肪細胞中。此外,人體還能從碳水化合物自行合成飽和脂肪,所以澱粉類食物吃多了,還是會長肥油的!

植物油通常是不飽和脂肪比較多,在常溫下呈現液態。不飽和脂肪又分為omega-3、omega-6、omega-9。

不飽和脂肪酸對於免疫調節、神經系統、心血管健康十分重要。**不飽和脂肪酸中的omega-3與omega-6,在化學結構上稱為多元不飽和脂肪酸,身體無法自行製造,需要從食物中攝取,又稱之為「必需脂肪酸」。**直接從食物攝取的多元不飽和脂肪酸比較穩定,從種子中榨出油之後,就變得比較不穩定。因此這兩類油很容易過氧化而酸敗,不論是在體外還是體內。過氧化的不飽和脂肪酸會產生自由基,傷害身體組織、免疫系統,造成老化、心血管系統等的健康問題。

常見的植物油

飽和脂肪	omega-3	omega-6	omega-9
椰子油	亞麻仁油 紫蘇油	大豆油 葵花籽油 葡萄籽油	橄欖油 苦茶油

尤其是omega-6脂肪酸，主要是因為各種常用的烹調用油，都是屬於omega-6為主的植物油，很容易攝取過量。高溫的烹調方式、或是將植物油氫化，會讓omega-6變得更難消化。**過量的omega-6會在體內助長發炎與過敏。適量補充omega-3脂肪酸，可以平衡omega-6過量造成的發炎體質，但一樣不能過量。**

　　omega-9脂肪酸，在化學結構上稱之為單元不飽和脂肪酸，穩定度介於飽和脂肪與多元不飽和脂肪酸之間。像是**橄欖油與苦茶油這一類的油，具有不飽和脂肪酸對心血管健康的好處**，又不像大豆油、葵花子油容易過氧化變質。

　　如果你是一個**女性的文書工作者，體重50公斤，每天可以攝取的脂肪大約就是50公克。**食物中的肉、魚、蛋、奶、豆類的油脂含量，大約在10％上下，堅果類的油脂比例約為50％。大家可以大約估算一下自己每天攝取的油脂量，有沒有超標。

　　如果沒有超標，就可以額外補充油脂。**比較建議的補充方法是，把菜煮熟之後，裝到碗盤之後再**

加入好的冷壓油拌一拌，避免油在高溫之下變性成不好消化的結構，這樣是吃油最容易消化的方式。不要將油直接倒到鍋子裡，因為油會浮在水上，這樣還是會接觸到鍋壁高溫的部分。

如果一定要用煎炒的高溫料理方式，就只能用飽和脂肪（椰子油、奶油）、omega-9脂肪酸（橄欖油、苦茶油）等比較耐高溫的油，避免再用omega-6脂肪酸為主的油。

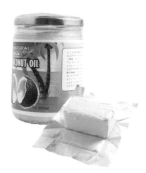

至於各種油脂的比例，用一個比較簡單的公式來記憶，那就是：

飽和脂肪 **1** ： omega-9 **1** ： omega-6 **0.5** ： omega-3 **0.5**

因omega-6的油過量,而有發炎體質、過敏等慢性病的人,就不建議再吃omega-6的油了。這樣的話公式就變成是:

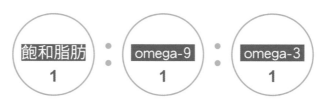

飽和脂肪 1 : omega-9 1 : omega-3 1

(每一類的油,每天大約吃 15 毫升左右)

omega-3的油比較少見。**亞麻仁油、奇亞籽油、紫蘇油、大麻籽油、海藻油,都屬於omega-3脂肪酸比較多的油品。** omega-3脂肪酸是最容易氧化變質的油,怕熱怕光,所以要裝在暗色瓶中,開封後要密封好放冰箱,也要盡快吃完。可以直接吃,或是讓飯菜降溫到40度以下再加入。

動物性油脂中的魚油比較特殊,雖也是屬於omega-3脂肪酸成分高的油,但是由於環境污染嚴重,海洋魚類是戴奧辛、多氯聯苯等污染物的最終儲藏庫。**我不建議從魚油中來補充omega-3脂肪酸。**

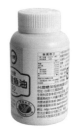

這樣補充蛋白質

蛋白質是組成身體細胞與組織的主要成分，在生長發育期、懷孕時、手術後、傷口復原時、運動鍛鍊時，需要量比較多。但是一般沒有做大量運動與體力勞動的成年人，所需要的量並不多。**大約是每公斤體重，需要1克的蛋白質。**

蛋白質過量是現代人常見的問題。不像過量的澱粉與脂肪可以被儲存起來，我們的身體無法儲存過量的蛋白質。**過量的蛋白質只能經由肝臟處理、腎臟排出，因而加重了肝腎的負擔。**此外，蛋白質代謝過程中，產生很多酸性廢物，會耗費很多鹼性的礦物質去平衡，例如鈣、鎂、鉀。

蛋白質食物是食物中最難消化的，**同一餐盡量不要吃兩種以上的蛋白質**，像是起司與肉，是最難消化的組合。這樣會非常不容易消化，幾乎一定會造成消化不良，造成毒素累積。

植物性的蛋白質比動物性的蛋白質來的容易消化，像是穀類、豆類、堅果類都是很好的蛋白質來源。動物性蛋白質來源中，優格是比較容易消化的。此外，**蜂花粉也可以當作是補充蛋白質的食物來源。**

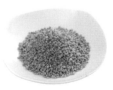

▲ 蜂花粉是優質的蛋白質來源。

這樣吃鹽

鹽對人類非常重要，可以讓食物的風味鮮活起來，帶給人們活力。酸味的食物，如檸檬汁、優格，加點鹽可以平衡酸味對人體的刺激。

對於有大量體力勞動的人來說，每天會因流汗而流失大量的鹽，要有適當的補充。不過對於現代人來說，體力勞動的機會變的很少，往往會吃入過多的鹽。

過量的鹽會造成高血壓、心臟病、損害胃黏膜、細胞水腫、骨質疏鬆、增加腎臟負擔等危害。由於蔬菜水果中都已經含有鹽分，在一定年紀之後，食物中就不要再加鹽了。對於吃鹽過量而器官衰弱的病人，或是有傷口未癒合者，都應該暫時不要吃鹽。

鹽的化學成分是氯化鈉。吃鹽過多的壞處主要是來自於其中的鈉。每一公克的鹽約有400毫克的鈉。每天鈉離子的攝取量最好不要超過2000毫克，也就是說，**每天不要吃超過5公克的鹽。**

各種天然食物中都含有鈉，很多食品中的鈉成分更是超標，所以我們常常會不知不覺吃下過量的鈉。調味品中也含有鈉，像是醬油與味精。

為了要避免吃下過量的鹽，我們可以善加使用各種香料、檸檬汁、醋來調味。也可以利用無水烹調，讓食物本身的風味更突出。這樣都可以減少鹽的使用。

名詞解釋

無水烹調

顧名思義，就是在烹調過程中，不加任何水，而是利用食材本身的水分烹調的一種料理方式。由於味道沒有被多餘的水稀釋，可以充分突顯出食物天然的美味。

要做到無水烹調，首先是鍋蓋要能密合，不讓水蒸氣散出，所以通常是厚重的鑄鐵材質，比較方便。有些鍋子的設計是利用鍋蓋中心的溫度較低，讓水蒸氣遇冷凝結回到鍋子中，例如將鍋蓋做成尖塔狀的塔吉鍋；或是設計鍋蓋中心有一個凹槽可以放冰塊，讓水蒸氣可以遇冷凝結成水回到鍋內。

進行無水烹調，要注意食材本身的水分是否足夠，一般的葉菜類水分都不少，絲瓜、白菜就更不用說了。為了避免燒焦，可以將一些食材切薄片墊底，作為「犧牲打」，例如番茄。盡量不要使用有防沾塗層的鍋子。

食材裝滿三分之二左右，太少會水分不夠，太多沒有對流空間。火力以中等為佳，這樣可以讓鍋子裡面的熱能對流順暢。

這樣吃生食

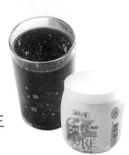

生食可以刺激免疫力提升，提供酵素、維生素C等等這些加熱會被破壞的營養素。適量的生食對身體是有好處的。**生食的來源有生菜沙拉、水果、蔬果汁、優格等。**

對於病人或腸胃弱者，生食中的粗纖維可能會是負擔。可以用慢磨機將蔬果的纖維分離，做成蔬果汁來喝，等腸胃的健康狀況改善後，就能直接吃生菜沙拉這種比較難消化的生食。

不過很多食物是有微毒的，最好選擇那些已經有悠久歷史的可生食蔬菜水果，例如萵苣類、青蘋果絲、紅蘿蔔絲、青椒等等。**病人不建議吃生芽菜，容易過敏與影響消化。有污染疑慮、農藥殘留、過度施肥的蔬菜水果不要生食。穀類、豆類很難消化，不建議生食。**生食蔬菜要經過仔細的清洗。

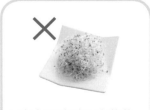

▲病人不建議吃生芽菜。

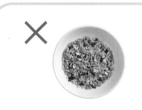

▲穀物、豆類比較難消化，不建議生食。

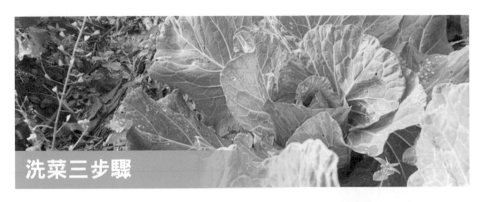

洗菜三步驟

1 用流動水徹底將根或葉上的泥土與蟲卵仔細清除，這是最重要的動作，也是要花最久時間的。

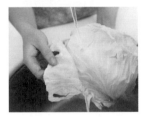

2 是消毒殺菌，可以使用臭氧水或是含魯格爾溶液（碘與碘化鉀的混合溶液）浸泡一下。

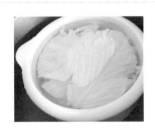

3 最後是用飲用水，再清洗一次，瀝乾水分。

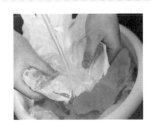

這樣烹調

烹調的目的是為了要最大程度保存食物的營養、讓食物好吃、讓食物好消化，所以**用少量水，小火慢燉的方法來烹調是最好的，也就是類似無水烹調**。將食物纖維煮到爛，才對消化系統負擔最小。少量水，小火慢燉，則可以保留最多營養，風味也最好。煮好之後再拌入冷壓油來吃。

整顆的根莖類或瓜類，像是南瓜與馬鈴薯，也可以用烤箱烤。由於是整顆下去烤，內部水分沒有流失，嚐起來也很好吃，營養流失也少。

攝取蔬菜的關鍵

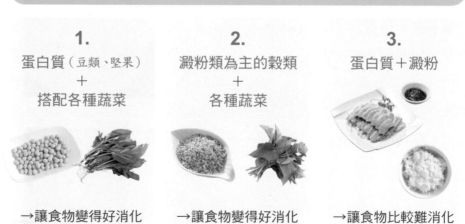

1.	2.	3.
蛋白質（豆類、堅果） ＋ 搭配各種蔬菜	澱粉類為主的穀類 ＋ 各種蔬菜	蛋白質＋澱粉
→讓食物變得好消化	→讓食物變得好消化	→讓食物比較難消化

　　由於消化每種食物所需要的消化酵素不太一樣，所以同一道菜中種類不要太多。**種類太複雜的料理，會增加消化的難度。每一餐的菜色也不要太多，以不超過四道菜為原則，才不**會造成消化不良。

　　高溫烹調的方式，像是煎、炒、炸等等，會讓油脂與其他食物化學結構發生改變，而變成難以消化。要盡量避免。**想要讓食物變得好吃，可以先將油與香料在一起低溫加熱，最後再**加入煮熟的食物中拌勻。

跟我一起這樣吃

　　為了讓大家更能夠瞭解如何安排一天的食物，在這裡列出我的冬季菜單，給大家參考：

　　早餐前完成喝水500 cc，至少半小時之後早餐。

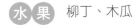

早餐

水果 柳丁、木瓜

生菜 A菜、青椒、佐亞麻仁油

蛋白質 優格→加熱到 37 度

澱粉類 80%黑麥麵包

早午餐點心（餓了才需要吃）

水 果		澱 粉 類	
香蕉		燕麥粥	

午餐

蔬 菜 料 理 1	蔬 菜 料 理 2
燉胡蘿蔔高麗菜，佐椰子油	燉薑絲冬瓜腰果，佐苦茶油

蛋 白 質		澱 粉 類	
咖哩鷹嘴豆泥		一半糙米的白飯	

下午茶點心（餓了才需要吃）

水 果		蛋 白 質	
蘋果		杏仁奶	

晚餐

蔬 菜 料 理 1	蔬 菜 料 理 2
煮 A 菜	煮綠花椰馬鈴薯，佐橄欖油

蛋 白 質	
紅豆湯	

少吃大蒜與洋蔥

大蒜與洋蔥含有大蒜素等刺激物質。一吃下肚子，就會刺激胃酸分泌，腸胃道也會開始分泌許多水分，要將這些刺激物質排出體外。肝臟、

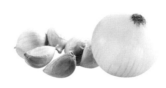

腎臟、皮膚的解毒與排毒的火力會全開，將這些刺激物質從大小便與汗液中排出，眼淚、鼻涕、口水、精液也都全是臭味。這整個過程是非常耗能的，也會消耗大量的酵素與體液，所以從保存能量與酵素的觀點，我並不贊成吃大蒜與洋蔥。

也許一開始吃會讓身體與精神興奮起來，但能量與酵素消耗過度之後就會耗竭，一些精細的器官功能如記憶、思考、情緒、視力、聽力、生殖力就會開始變差。長期吃蔥蒜，會讓各個排毒系統疲憊，導致腸胃、肝臟、腎臟、血液與皮膚的疾病。古人說大蒜「散氣耗血」，不是沒有道理的。

葷食料理常常喜歡加入蔥蒜，因為胃酸分泌增加可以促進動物性蛋白質的消化，大蒜的殺菌力可以防止腐敗菌增生，這是有一些好處沒錯。但是改吃素食之後，就完全可停掉大蒜與洋蔥，因為蔬菜水果裡面的好菌是多於壞菌的，植物性蛋白質也遠比動物性蛋白質好消化。

如果是做為藥物使用，則大蒜、洋蔥還是有一些好處的。例如要進行深度排毒之時，藉由蔥蒜之力，可將體內深處的毒素逼出來，或是使用大蒜油與洋蔥油來治療皮膚的感染等等。

少吃菇類

菇類包含像是香菇、蘑菇、金針菇、杏鮑菇、木耳等。菇類不是蔬菜，是一種真菌類，沒有葉綠素。菇類常常被當作肉的代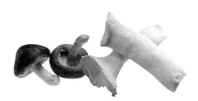用品，因為它與肉的特性很相像，具有強烈的肉鮮味。

這種鮮味的來源，在肉類與魚肉中，是一種叫做肌苷酸的物質，英文簡寫是 IMP；菇類鮮味的來源是單磷酸鳥苷，英文簡寫是 GMP。一般蔬菜中這種鮮味物質很少，但是在菇類與肉類中含量很高。

IMP 與 GMP 在體內會被代謝成黃嘌呤，這是一種溫和的興奮劑。咖啡因、茶鹼、可可鹼其實也都是黃嘌呤的一種衍生物。黃嘌呤可以從尿中直接排出，但會耗費身體的水分，造成身體缺水，或是可以將黃嘌呤氧化成尿酸，但尿酸過多又會造成痛風。

血液中的的黃嘌呤過多，會造成心靈的煩躁不安，興奮之後就會變得昏沉。這個過程會降低心靈的力量，不利於我們養成各種健康的好習慣。所以如果我們是要追求身心平靜和諧的長遠目標，最好還是不要吃菇類。

菇類是從腐爛的植物中長出，具有很強的重金屬吸收能力。喜歡吃菇類的人，一定要注意其生長的環境是否有污染；天黑之後吃菇類害處更大，所以最好只在白天吃。野生的菇類很多都是有毒的，從外觀上很難分辨，最好不要隨便亂吃。

CHAPTER 3

避開路上的坑

養成良好的生活習慣與飲食習慣之後，身體獲得能量與營養素，開始修復自己。在這個過程中，並不是一帆風順的，而是有著各式各樣的陷阱。如果我們能事先瞭解到這些事情的話，當遇到困難時就不會慌亂。我們先從好轉反應講起。

3-1 好轉反應的應對之道

　　好轉反應是指在身體好轉的過程中，可能會出現種種症狀。好轉反應與生病不一樣，生病一般是因為毒素的累積，造成慢性發炎與感染、細菌病毒增生而造成。但好轉反應是因為身體主動的排出廢物，而產生的暫時性、體內毒素增多的現象。

好轉反應的成因

　　為什麼會發生好轉反應呢？有一部份的原因是來自於腸道細菌的改變。我們的腸子裡面，有超過一百兆的細菌，有些細菌對人體有益，可以產生維生素，可以幫忙分解營養素，可以幫忙調控免疫反應。有些細菌則是壞菌，會引起發炎，會製造毒素。我們 每天吃進去的食物、消化能力、還有自身的免疫能力，都會造成不同的腸道環境，養出不同的細菌。

　　譬如說肉食者腸道內類桿菌屬（Bacteroides）居多，蔬食

者腸內菌以普雷沃氏菌屬（Prevotella）居多。當我們改變飲食，多吃蔬菜、水果、生食；或是消化力提升，沒有讓過多的未消化食物進入大腸；或是免疫力提升，不再容忍壞菌時；這時候腸內菌叢就會經歷過一番「改朝換代」的過程。死掉的細菌殘骸以及伴隨的毒素，就會**暫時造成腸胃與皮膚的症狀，這就是好轉反應的其中一種成因。**

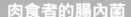

肉食者的腸內菌	蔬食者的腸內菌
類桿菌屬 (Bacteroides) 居多	普雷沃氏菌屬 (Prevotella) 居多

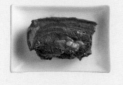 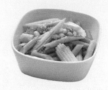

另外一個造成好轉反應的原因是，毒素的性質改變了。原本有些毒素，因為身體缺乏能量與營養素而無法處理，當身體獲得了原本缺乏的營養素時，開始可以處理這些毒素了。**過多的毒素可能來不及從大小便排出，因此從皮膚直接排出，產生了皮膚疹**，或者是新獲得的營養素不足以將毒素徹底分解，這些分解到一半的毒素無法從大小便排出，只能從皮膚排出。

第三種原因是身體的平衡機制需要重新調整。像是原本習慣晚睡的人，身體已經習慣在深夜分泌各種壓力賀爾蒙讓頭腦保持清醒，即使早點上床，腎上腺還是根據原來的生物鐘分泌超量的壓力賀爾蒙，這樣就會造成失眠。

　　像是戒煙與戒酒一樣，毒素也會有戒斷症候群。各種賀爾蒙根據生理時鐘來分泌，一旦生活作息改變，有時就會有暫時過量的狀況。也些毒素具有刺激或抑制神經系統的作用，一旦毒素降低，神經系統反而會有暫時失常的現象。像是戒煙（尼古丁）造成的便秘、食慾不振，戒糖會引發焦慮、抑鬱。這些問題都需要一段時間來重新調整。

　　此外，如果身心壓力的解除一段時間之後，壓力賀爾蒙開始下降，原本被壓力賀爾蒙壓制的免疫系統開始運作起來，可能出現像是發燒之類的好轉反應。

　　另外還有一種情況是在原本氣血循環不通暢的地方，因血液循環改善造成的症狀。原本阻塞的血液循環被打通之後，這些地方會有癢、酸、痛、麻的感覺。

好轉反應的特徵

但是這些症狀是暫時的，與生病不同。好轉反應的特徵是：「來得快、去得快」。大多數的好轉反應，都在幾天內就結束了，很少會超過一個禮拜，直到下一波的好轉反應來臨。

好轉反應的另外一個特徵是，會有動態的變化。由於排毒過程，基本上是毒素由比較深層的器官與組織，被排到比較表層的器官與組織，然後進一步被排出體外。**只要能量與營養素足夠，有足夠的水分與活動，分解出來的毒素很快就會被排出體外**，所以好轉反應常常是不同的部位輪流發作，但是時間都不長。

如果好轉反應拖的時間很長，那就要考慮是否能量、營養素、水分、活動不夠。有時候是因為慢性壓力造成的症狀，這時候要考慮是否有些療法本身給身體與心理帶來壓力，要想辦法減輕壓力。皮膚與關節的好轉反應是比較常見會拖得比較久的部位，有可能會到兩個禮拜以上。

好轉反應與生病的比較

比較項目	生病	好轉反應
發生原因	能量與營養素低落,毒素累積。	能量、酵素、營養、氣血循環改善。
引發條件	勞累、受寒、熬夜、飲食不正常、縱慾、心理壓力大。	充分休息、補充正確營養素、遠離毒素、環境壓力解除、心理壓力解除。
是否有新的症狀	有可能是從未產生過的症狀。	多半是曾經發生過的症狀。
症狀嚴重度	從輕微到嚴重。	一開始很劇烈,但很快減輕。
持續時間	可能會拖很久。	來的快、去的快,一般不超過 7 天。關節與皮膚的好轉反應可能會超過 2 週。
對健康的影響	健康狀態變差。	健康狀態變好。

好轉反應的分類

好轉反應可以分成三類：**毒素反應、排毒反應、復原性發炎反應**。

第一類、毒素反應：指的是毒素在血液與淋巴中濃度暫時增加時，所產生的症狀。這一類的好轉反應，與前面講過的毒素累積的第一階段—急性症狀有點類似。一開始最常見的症狀就是會疲倦想睡，更嚴重一點就是頭暈、頭痛等等。這是因為毒素在血液中的濃度增加，影響到大腦的緣故。其他的還有噁心想吐、情緒釋放反應等等。但這些症狀都會符合好轉反應的原則，來得快、去得快。有時無來由的會有悲傷的情緒，但很快就過去了。淋巴與組織液的毒素暫時升高，會引起關節痛、肌肉痛、水腫等症狀。

第二類、排毒反應：指的是毒素從體液排出時，會有的現象，包含：大便、小便、汗液、月經有惡臭、腹痛、腹瀉、口腔潰瘍、皮膚疹、咳嗽多痰、流鼻水等等。

第三類、復原性發炎反應：身體能量上升之後，會啟動免疫系統去修復舊傷與清除一些困難分解的毒素，往往會有紅腫熱痛等發炎現象。有時後會發燒，但是退燒後的精神體力都還是很好。

好轉反應的處理原則

在好轉反應來臨時，我們的處理原則是：幫助身體排毒，而不要去抑制症狀。當毒素排出之後，好轉反應自然就會消退，我們也可以感受到精神體力等身體狀況的提升。如果一定要使用藥物的話，也盡量使用天然藥方，而不要用化學的藥物去壓制症狀。

從前感冒時，醫師往往會交代要多休息、多喝水。其實這也是處理好轉反應的重要原則。多休息可以節省能量，多喝水可以加速毒素從各個管道的排除，如大小便與皮膚。

飲食清淡、減輕消化道的負擔，可以解省能量，幫助身體排毒。也避免因為消化不良、腸內有害菌增生，造成的毒素負擔。前面曾經介紹過的半浴，也是處理好轉反應的良方。

用水潑眼睛，可以帶走眼睛的分泌物，同時振奮精神。排汗多時，可以多洗幾次澡，帶走皮膚上的毒素，也促進新的毒素從皮膚毛細孔排出。

用水漱口，可以帶走口腔內的毒素。我們的口腔，也是各種管道的交會處，如鼻腔、支氣管、食道。當排毒時，來自各

個管道的分泌物都帶有許多的毒素、廢物。多漱口可以降低這些毒素的濃度。

　　適當的體力活動，可以促進淋巴循環。但是要注意不要運動過量，反而會造成能量消耗、體內壓力賀爾蒙上升。拉筋、按摩、瑜伽體位法等等，都是適合在好轉反應發作期間做的活動。

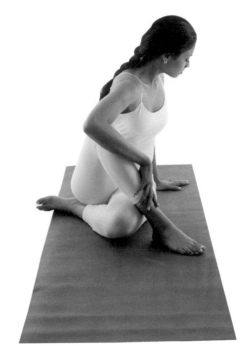

▲ 瑜伽體位法除了可以促進淋巴排毒之外，還可以讓情緒穩定，協助我們度過難熬的好轉反應。

各種好轉反應的處理方法

一、噁心

可以吃燕麥糜與喝薄荷茶。燕麥有豐富的可溶性纖維，可以吸附胃中的毒素，減少胃壁的刺激，而燕麥糜是一種濃稠的燕麥水。薄荷的功效很多，可以退

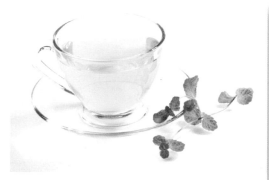

▲薄荷的功效很多，可以退燒、止痛、促進消化。

燒、止痛、促進消化，對於止噁心效果也很好。

名詞解釋

燕麥糜

將水倒進鍋中煮沸，再加燕麥。比例是五份水對一份燕麥。滾沸大約五分鐘。可以將鍋蓋半開，讓水分蒸散一些。五分鐘的時間到了之後，把燕麥攪拌一下。拿濾網把燕麥濾掉。只需要濃稠燕麥水的部分。

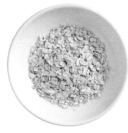

二、腹瀉

可以補充補充稀釋的柑橘類果汁加海鹽，預防電解質失衡。此外還可以熱敷腹部。燕麥糜在腹瀉時也是很好的食物。

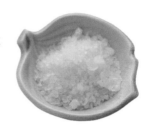

三、痔瘡發作

可以利用坐浴。將臀部坐泡在很溫暖的水裡幾分鐘，然後再換坐泡在很冷的水裡。這麼做能增進該區域的血液循環。**溫水坐泡三分鐘，冷水坐泡一分鐘**。這樣來來回回差不多三次。坐浴的水位以不超過肚臍為原則。坐浴對其他的骨盆腔疾病，像是子宮肌瘤、其他婦科疾病、泌尿科疾病等都有幫助。

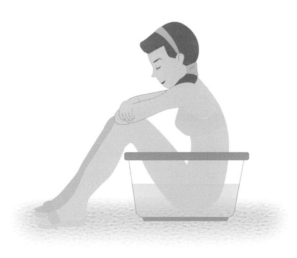

四、皮膚疹

　　皮膚問題**可以用燕麥糜與**
蘆薈膠來處理。燕麥糜不止可
以保護胃壁、保護黏膜，也可以保護皮
膚。對於皮膚疹、皮膚傷口有舒緩的效果。蘆薈是
另外一種處理黏膜與皮膚問題的聖品。大家應該都有聽過蘆薈
對曬傷、燙傷的療效，用來處理皮膚的好轉反應也同樣有效。
可以用曬乾的蘆薈汁與椰子油混合，做成皮膚敷料。

　　皮膚敷料應該常常更換，每次更換時，要用大量的潔淨水
沖洗，將分泌物、腐爛的組織給去除，再敷上新鮮乾淨的敷
料。**日光浴對於皮膚的好轉反應也有幫助**，在日光浴之後，可
以抹點苦楝油（詳見P.147）。

五、口腔潰瘍

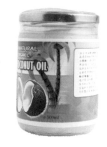

　　這是很常見的好轉反應。通常口腔有潰瘍，
往往也暗示著腸內黏膜也有潰瘍。多漱口減少口
腔毒素很重要。**可以用蘆薈膠、椰子油來漱口**。
燕麥糜也可緩解疼痛症狀。

有潰瘍時要減少刺激性的食物，例如洋蔥、大蒜、辣椒等等。這些辛辣食物會讓疼痛更嚴重。

六、發燒

發燒時可以臥床休息，同時要注意保暖。可以補充溫橘子汁加海鹽幫助退燒。如果出汗了就要勤換衣物，保持皮膚乾爽。如果發燒超過四小時之後，可以用濕毛巾擦拭全身幫助退燒。

七、疼痛

疼痛往往是因為淋巴中的毒素過多，沒有即時排出造成的。因此熱敷與按摩對於疼痛類的好轉反應很有效。要注意的是，如果局部有紅腫熱等發炎現象時，不可直接在患部熱敷與按摩，可能會讓疼痛與發炎更嚴重。

瑜伽體位法可以促進淋巴引流，靜坐可以讓感覺神經放鬆，都可達到止痛的效果。

▲ 熱敷與按摩，對於疼痛類的好轉反應很有效。

3-2 健康療癒的四階段

養成新的健康習慣時，健康狀況會持續改善，我們大致可以將這個過程分成四個階段：掙扎期、快速進步期、危險期、停滯期。

在剛開始養成新習慣時，要耗費大量的意志力，與舊有習慣奮戰。這個過程有點辛苦，我稱之為掙扎期。在這個階段，很容易就放棄了，回到舊習慣的控制之下。此時可以利用我們前面介紹過的微習慣等等策略，讓度過這個階段變得容易，所有的困難一定有解決之道，重點是要找到對的方法。

度過掙扎期之後，健康的新習慣一旦養成，就會進入快速進步期。在這個階段，健康狀況持續改善，會讓人十分興奮，也產生很大的成就感。

在快速進步期間，有時會遇到幾波比較大的好轉反應，症狀可能很嚴重，但來得快也去得快。好轉反應過後，身體健康狀況會變得更好。

身體健康改善之後，會放鬆對於壞習慣的警惕，稱之為危險期。有些人身體變好之後，又開始沒有節制，消耗自己的身體。我們要警惕這種故態復萌的狀況。

平安度過危險期之後，就近入停滯期，此時新的好習慣已經很穩定了。健康狀態的提升也達到一定程度，而不再改善了。這時候想要更上層樓，就要繼續養成其他的好習慣，或是進行鍛鍊。是否能突破停滯期，就要看自己是否有足夠的渴望，變得更健康。

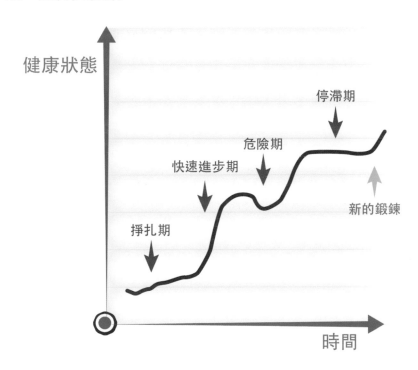

健康七大指標

健康七大指標指的是：睡眠、食慾、排便、體力、腦力、情緒、免疫力。根據這些指標可以用來評估一個人的健康狀況。

1. 睡眠 是否容易入睡，睡眠深度是否足夠？醒來時是否有精神？

2. 食慾 是否每餐之前都會肚子餓？吃飯後是否會疲倦想睡、脹氣？

3. 排便 每天有2〜3次的排便，且排便順暢？

4. 體力 精神與體力，是否足以應付工作、生活所需？

5. 腦力 記憶力、理解力、思考力好不好？是否足夠應付工作、生活所需？

6. 情緒 是否能夠維持平靜穩定的情緒？生氣、憂慮、興奮等情緒，都不會持續太久，而影響生活？

7. 免疫力 每年感冒的次數是否減少？每次身體不適，是否休息之後隔天就能恢復？

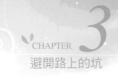

長期而言，七大指標都有穩定的改善，那表示身體的健康狀況在進步。我們不用是否有症狀來評估身體是否改善，因為有時候身體改善時，反而會有暫時性的症狀（好轉反應）。

健康狀態自我評估表

項目	問題	分數	內容
睡眠	1、入睡時間	10	5 分鐘內
		5	60 分鐘內
		0	整夜無法睡著
	2、起床時的精神	10	精神飽滿，不想賴床
		5	很累，情緒不好
		0	無法清醒
食慾	3、飢餓感	10	每餐之前都會肚子餓
		5	每天至少有一次肚子餓
		0	完全吃不下
	4、飯後症狀 如脹氣、胃痛、腹痛	10	沒有不舒服
		5	偶爾會不舒服
		0	總是不舒服

※你可以利用這個健康狀態自我評估表，定期給自己的健康打分。每一個問題滿分是10分，十個問題總分是100分。看看養成這些微習慣，是否能讓自己的健康成績越來越進步。

（續下頁）

項目	問題	分數	內容
排便	5、排便次數	10	至少 1 天 1 次
		5	至少 3 天 1 次
		0	會超過 3 天才排便
	6、解便時間	10	少於 5 分鐘
		5	20 分鐘內
		0	超過 20 分鐘，甚至無法自解
體力	7、精神	10	睡覺時間之前，精神都很好
		5	到了下午會精神疲乏
		0	早上就會想睡覺
	8、手腳溫度	10	手腳總是溫暖的
		5	偶爾手腳冰冷
		0	總是手腳冰冷
腦力	9、持續用腦時間 如工作、看書、學習	10	可以超過 2 小時
		5	可以超過 1 小時
		0	無法超過 10 分鐘
情緒	10、情緒起伏 生氣、興奮、焦慮、悔恨、沮喪	10	總是非常平靜
		5	偶爾會有情緒起伏
		0	每天好多次

得分（總分 100 分）

　　※你可以利用這個健康狀態自我評估表，定期給自己的健康打分。每一個問題滿分是10分，十個問題總分是100分。看看養成這些微習慣，是否能讓自己的健康成績越來越進步。

3-3 環境毒素

首先跟大家講一個故事。你們知道，目前我們的汽油都是無鉛汽油，因為鉛對我們身體有很大的危害，會造成貧血與腦部疾病。但是禁用含鉛汽油並不是憑空得來的，這要感謝美國的地質學家克萊爾、派特森（Clair Patterson）。他在研究地球年齡的時候，發現從1923年起，環境中的鉛濃度逐年提高到不可思議的程度。這是因為四乙汽油公司生產的四乙基鉛開始添加到汽油當中。他經過三十年的努力，不斷與財團與利益團體周旋，終於在一九九六年的一月一日，使美國汽油全面禁止添加鉛！

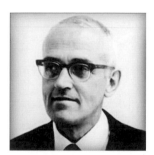

▲ 地質學家克萊爾、派特森（Clair Patterson）

派特森博士說：「我能夠看穿國王的新衣，只因為我有點孩子氣。偉大的科學家，應該拋棄舒適的生活，只為了一絲閃亮的光，去走那看似不可能的路，發掘人生的美麗和意義。」

你是否曾經有過疑惑，明明已經吃得很健康，為何還是會生病？生活習慣與飲食習慣都相同的兩代人，為何孩子比父母更容易生病？醫學與科技越來越發達，為何人們的健康狀況卻每況愈下？這些問題的答案，可能都是——「環境毒素」。

　　試著回憶這些重大的食安事件：多氯聯苯的米糠油事件、鎘米、餿水油、三氯氰胺奶粉、毒澱粉、瘦肉精。食品安全是我們這一代人所面臨的嚴峻考驗。

　　台灣號稱石化王國，但六大環境毒素中：塑化劑、生長激素與雌激素、工業用有毒塑膠、有機氯化物、農藥、重金屬，幾乎每種都與石化工業有直接或間接的關係。

　　石化產品是從石油提煉出來的，石油不僅可提煉成各種油品當作我們的能源來源，也有將近40％的石油被用來製成各種塑膠、西藥、農藥、油漆、其他工業原料。製造過程中，會經過高溫高壓的製程，改變石化產品的化學性質。

　　因此，石化產品很難被人體的酵素系統所分解。石化產品一般都是脂溶性的，無法被人體所分解的石化產品，就會被儲存在人體的脂肪內。**很多石化產品，具有環境賀爾蒙的特性，會干擾人體的內分泌系統，造成各種症狀。**

　　舉個例子來說吧！PVC（聚氯乙烯）是使用最普遍的塑膠之一。PVC的普遍性來自於其可塑性很強，舉凡保鮮膜、水管、瑜伽墊、書包、食品包裝、玩具、塑膠地板、點滴袋等等，五花八門的應用很多。但是PVC卻也造成很多環境污染。

　　在PVC的生產階段，可能會產生汞污泥、二氯乙烷、氯乙烯等廢棄物，具有肝毒性。為了讓PVC變得柔軟，會添加DEHP等塑化劑。為了要讓PVC變得耐用，要添加鉛、鎘、錫等重金屬作為安定劑。PVC塑膠的廢棄階段，**如果被送到焚化爐，就會產生世紀之毒—戴奧辛**。如果是被掩埋，就會溶出重金屬與塑化劑，污染土地與地下水，再透過食物鏈回到人體內。

　　戴奧辛有什麼危害呢？主要是毒害肝臟與骨髓。肝臟是負責解毒排毒最重要的器官，骨髓是負責造血、免疫細胞。戴奧辛也是一種環境賀爾蒙，會造成不孕。另外，世界衛生組織則在一九九七年二月，宣告戴奧辛為一級致癌物。

　　DEHP是一種環境賀爾蒙，可能會造成流產、嬰兒氣喘、外生殖器異常、內分泌混亂、不孕。**重金屬汞會造成大腦功能異常，鉛會造成貧血，鎘會造成骨質疏鬆**。重金屬會堆積在神經系統與骨骼中，並給肝臟、腎臟等排毒器官帶來很大的負擔。

再舉石化清潔劑為例，目前人類使用的清潔劑，98％為石化清潔劑，包含洗衣粉、洗碗精、地板清潔劑、洗髮精、沐浴乳等等。**這些石化產品容易**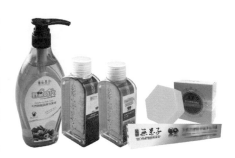

造成過敏體質。當人體酵素系統不足以分解這些外來化學物質時，就會嘗試透過慢性發炎的方式，從皮膚與呼吸系統排出，而造成過敏。

食品、藥品與化妝品中常見的防腐劑Paraben（苯甲酸），原本歐盟的規定濃度是不超過0.8％，但是從2014年開始降低為0.14％，就是因為現代人接觸的毒素總量太多，酵素系統被削弱的太厲害，以至於對於單一化學物質的解毒能力越來越弱，造成會過敏的臨界濃度一再下修。

說到這裡，大家應該能明白，**在心理、飲食、生活習慣這三大生病的原因之外，我們還要認識環境毒素，才能在療癒之路上更順利。**透過改善飲食、規律生活習慣、追求心靈成長來改善健康，可以憑藉著自己的努力，然而要降低環境毒素，是不可能只靠自己的，因為環境毒素已經充斥著我們生活中的每個角落，必須大家通力合作才行。人體是整體生態系的一部

分，每一個生態系成員都健康，人體才可能會健康。

那我們在生活上要如何避免環境毒素呢？以下分成幾個部分來說明：

盡量避免使用含有石化產品的個人清潔用品、洗髮精、沐浴乳、染髮劑、化妝品、防曬乳、除汗劑、保養品、精油與香水。

很多清潔用品中會加入石化的介面活性劑，如SLS，SLES等等。建議可以使用弱鹼性無添加香精的肥皂。皮膚是人體最大的器官，很多化學物質是可以經皮吸收的，尤其是皮膚受損生病時，化學物質更容易經由皮膚進入人體。

自來水中的氯氣，會干擾人體甲狀腺的功能，所以最好在水龍頭下方，安裝一個除氯氣的裝置。很多家用清潔劑也都有氯的成分，也要盡量避免。與氯氣同樣屬於鹵素的氟，常常會被添加在牙膏裡面，氟與氯一樣，可能會抑制甲狀腺的功能。

衣服鞋帽的選擇上，也是盡量以天然材質為主的，像是棉、麻、羊毛、橡膠之類的材質。用石化人造纖維製造的衣服，容易讓人體產生靜電，干擾神經的傳導。**衣物也要少用化學染料為佳。**

廚房中的用品，要盡量避免塑膠材質。鍋具可以採用不銹鋼、玻璃或陶瓷材質的鍋具。避免使用鋁鍋，以免鋁鍋中的鋁影響到大腦神經細胞。外出時，盡量自己準備餐具，以不銹鋼、玻璃、陶瓷等材質為佳。

　　選擇不使用化學肥料、農藥、除草劑的低污染環保蔬果。以行動來支持對環境友善的農夫、廠商、餐廳。盡量吃當季、當地的原生種蔬菜水果，原生種植物病蟲害比較少，農藥殘留的可能性低。減少食用肉、魚、奶、蛋等葷食，他們往往有較高的環境毒素累積。

　　外出有空氣污染時，要戴活性炭口罩，回家後，要趕快做半浴、洗鼻子。不要讓污染物沾染在皮膚與黏膜上，持續的吸收。在辦公室內要注意空調是否有定期清洗與換氣、座位不要離電腦螢幕太近，工作五十分鐘，要到戶外透透氣、動一動。

　　個人想要獲得真正的健康，除了自身養成各種好習慣之外，也要與家人、朋友、社會、國家一起合作，努力降低我們環境中的毒素，讓大家都健康起來。如果健康狀況一直無法有效改善時，要檢查一下自己周遭的環境，是否有某種環境毒素的影響。

4

加速前進往健康大道

　　要能夠讓身體健康更上層樓，或者說增加身體的本錢來應付外界的挑戰，這時候就需要靠鍛鍊了。鍛鍊通常要在身體比較健康、沒有症狀的時候來進行。在身體還沒完全修復時，鍛鍊會有反效果。鍛鍊的強度有一個 i+1 法則，所謂 i 是指一開始的狀態，+1 是指增加的強度是身體能夠接受的。強度太低沒有效果，太高會讓身體垮掉。

　　跟大家介紹生食、洗冷水澡、運動、斷食這幾種鍛鍊方法，這些都能刺激免疫系統，讓免疫力提高。除了身體的層次鍛鍊，心靈的鍛鍊也很重要。靈性鍛鍊的起點是從遵守內外在行為控制開始。

4-1 養成鍛鍊的微習慣

多吃生食

前面有提過生食的方法與好處。生食可以刺激免疫力提升，提供酵素、維生素C等等。腸胃虛弱的病人不適合吃太多生食，因為生食中的纖維沒有被煮爛，對消化系統是一種負擔，但是身體健康狀態改善之後，就可以逐步增加生食的比例。多吃生食可以讓人變得年輕、美麗、有活力，是長壽的秘訣之一。

生食包含生菜、水果、蔬果汁、優格、堅果、冷壓油等等。腸胃強壯的人，要完全生食也是有可能的。但有些植物要避免生食，像豆類、蔬菜、樹薯、馬鈴薯等高澱粉類蔬菜、含有秋水仙鹼的金針菜、草酸高的植物，例如菠菜等等。生吃十字花科蔬菜會抑制甲狀腺功能，不能吃太多。

洗冷水澡

　　健康的人可用冷水洗澡來鍛鍊身體，冷水可以振奮神經與免疫功能，體表血管收縮可以減少體溫散失，讓人對寒冷的抵抗力增加，減少感冒的機會。不過就像打疫苗一樣，洗冷水澡也要避開感冒發燒等身體不適的時間，身體虛弱生病時不要進行洗冷水澡的鍛鍊，洗溫水就好。

　　洗冷水澡一樣要遵從洗澡的正確順序：先沖肚臍、然後及於下半身、其次下背部、最後頭頂以下的脊椎。這點非常重要，否則內臟器官可能會受到太大的衝擊。按照這個順序，身體會逐漸適應水的溫度，而不會覺得很冷。沖好水開始抹肥皂時，身體反而會熱起來。

　　想要嘗試洗冷水澡的人，可以從夏天開始練習。剛開始的時候一樣，給自己設定一個微目標就好，譬如膝蓋以下洗冷水就好。讓心理不要對洗冷水澡產生恐懼與逃避的心理，等到養成習慣之後，可以將目標重新訂為肚臍以下洗冷水就好，最終就可以養成完全洗冷水澡的習慣。

　　另外一種循序漸進的方式是調整水溫。一開始可以比體溫低約2～3度，等成功適應之後，慢慢降低水溫到與室溫一樣。

冬天要洗冷水澡，可以先用浴室暖風機，或是用熱水沖洗浴室，讓室溫上升，減少洗冷水澡的心理障礙。其實洗冷水澡最大的心理障礙是沖冷水之前，想像中的的恐懼。一旦開始沖冷水，往往不像想像中的那麼可怕與寒冷。

運動鍛鍊

宇宙中的每一個分子都不停地在運動，生生不息、不斷變化。每一個生命個體，為了要適應環境的變化，也必須要不斷的改變。不論是在心智上或肉體上，都是如此。當我們的心理、肉體不再努力做出改變去適應這個世界時，生命也將走向終點。運動與活動，對健康非常重要。

當我們運動時，血液與淋巴循環會加快，可以加速帶走組織間的廢物。組織間的廢物堆積會造成慢性發炎、器官功能退化，產生各種慢性病。運動則可以清除這些廢物，進而改善疾病與症狀。

當我們運動時，體溫會上升，可以增加新陳代謝率，讓細胞內的各種生化反應加速，該合成的合成，該分解的分解。體溫上升還有一個好處，可以抑制各種病原菌的生長，而免疫力卻可以提升。病毒、細菌、黴菌的增生會造成各種疾病，甚至

癌症也與很多病原菌息息相關。運動帶來的體溫上升，可以減輕這些病原菌帶來的疾病與症狀。

當我們運動，肌肉會增加，脂肪會減少。肌肉與脂肪比例，對健康影響很大。肌肉多可以增加新陳代謝率與體溫，還可以是血糖與蛋白質的儲藏庫。肌肉增加，代表我們對抗疾病的「本錢」也增加了。過剩的營養，透過運動鍛鍊，可以轉化為肌肉，若是不運動的話，就只能轉化為脂肪了。

脂肪過多，則可能會造成慢性發炎、器官功能下降。現代人的生活型態與飲食習慣，造成脂肪只進不出，而運動是最好的增加肌肉與降低過多脂肪的方法。

但是要達到增加肌肉、減少脂肪的目的，有幾點要注意：

一、要兼顧有氧運動、重量訓練、肌肉伸展等運動。

二、運動時間要適中。

三、選擇正確容易消化的食物。

有氧運動是指會運用到全身肌肉的中低強度運動，且可以讓心跳達到最大心跳數的七成，而持續時間每次三十分鐘以上，像慢跑、跳舞、打球、騎腳踏車、游泳等，都是屬於有氧

運動。中低強度的運動，是會讓人有點喘，但還可以講話的程度。而預估最大心跳數的公式為220減去自己的年齡。例如一位40歲且「沒有心血管疾病」的男性的預估最大心跳數為：220-40=180，180的七成是126（心跳／每分鐘），這樣的運動強度是最適合的。

搭配重量訓練，可以在運動之後持續消耗熱量與脂肪，且能夠增加肌肉的重量。重量訓練的重量選擇要適當，如果做不到六下，那就是太重了，如果可以輕鬆做到十二下，那就是太輕了，沒什麼效果。重量訓練最好可以請教有經驗的教練。

運動的時間太短，則沒有效果，無法消耗脂肪。運動時間太長，則會增加身體壓力，反而會消耗肌肉、降低免疫力。所以**運動的時間以三十分鐘到四十五分鐘為宜**。

運動之後，選擇營養豐富好消化的食物，才能有效修復身體，增加肌肉。份量要足夠，總熱量要適中，醣類、蛋白質、脂肪各種營養素要均衡。選擇潔淨無毒的食物也很重要，否則運動反而會讓身體受到環境毒素更嚴重的影響。

當我們運動時，可以釋放壓力。壓力是造成人體生病的一大因素。現代人腦袋中充滿了各種念頭，停不下來，消耗了大

量的能量，產生了許多酸性廢物，而我們運動時，可以讓大腦暫時停止思考，這是給大腦休息的機會。當我們有各種壓力無法解決時，做個三十分鐘的有氧運動，是解決壓力的好方法。

運動可以改善食慾，增強消化力。消化不良是現代人生病的重要原因之一。消化力增強可以讓營養吸收的效率更好，有了好的營養，排毒的效率就會更高。因此，運動可以讓瘦的人胖起來，胖的人瘦下來。

運動可以改善排便。現代人長期坐在椅子、沙發上，造成氣血不通，腸子蠕動功能變差，常有便秘的問題。運動可以促進腸道蠕動，改善便秘。

運動可以改善睡眠品質。從上面所說的運動的種種好處，促進排毒、降低病原菌感染、降低脂肪引起的慢性發炎、釋放大腦壓力、改善腸道功能，每一項功能都能幫助我們睡得更好。

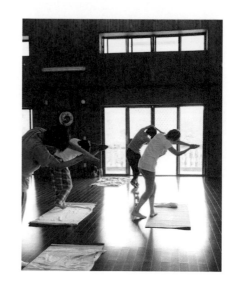

　　總之，運動就是這樣一個，可以讓我們變得更年輕、更健康、更有活力、工作能力更強、更迷人的方法。體力虛弱時可以先從走路開始，等體力改善之後，快走、爬山、跳舞都是很好的運動。

　　我在這邊也跟大家介紹一個舞蹈，叫高士基舞。**高士基舞是一種心靈之舞，除了有運動的種種好處，還能開展我們的心靈，改善腦部、情緒、脊椎、腺體、腹部、骨盆腔、四肢、關節的氣血循環。**

- **手的動作是：**雙手併攏上舉，整個動作共16拍，可分右側彎5拍，左側彎5拍，前彎3拍，後彎3拍，最後雙腳踏踏2拍。

- **腳的動作是：**右腳前腳掌部位，在左腳後方點地，左右交換重覆。

　　最後再次強調，要改善健康，要先降低飲食與生活用品中的毒素，再來作運動，這樣才安全。此外虛弱的病人，一開始只適合做一些輕鬆的運動，如散步、緩慢的高士基舞，才不會造成反效果。

高士基舞分解動作

附上學習影片的連結，讓大家可以學習！
https://youtu.be/KSy8Mo4E7ps

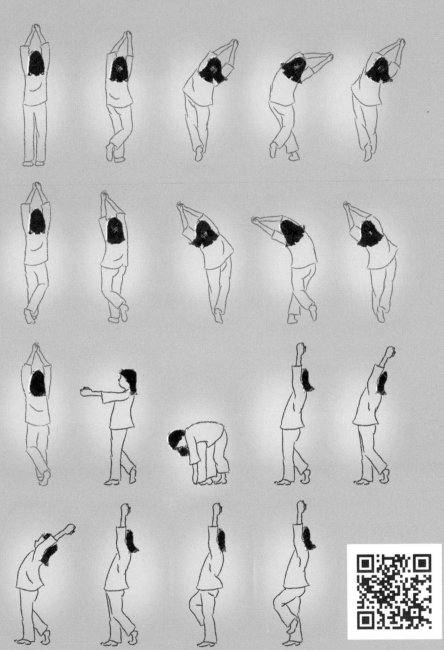

← 掃我看教學影片

4-2 斷食排毒法

　　斷食可說是最古老的自然療法之一，各種動物在生病時都會本能的斷食。有養狗的朋友可以觀察到，當狗生病時，牠會吃草催吐，找個地方安靜休息，多喝水、不吃東西，直到身體好起來。

　　生病時的各種症狀，與身心毒素有關。斷食的時候，就是加強這些毒素的排出。

　　過多的澱粉、糖、蛋白質等食物，堆積在我們身體裡面，來不及處理，就會造成肝、腎等排毒器官的疲勞，血液中的血糖、血脂肪、尿素、尿酸等過多，就會產生種種症狀。這是身體的毒素。

　　長期的心理的壓力，會導致自律神經與內分泌失調，分泌過多的壓力賀爾蒙，使得免疫力下降，大腦與肌肉萎縮、內臟器官衰弱，細菌病毒增生。這是心靈的毒素，造成身體的毒素增加。

斷食的時候，身體的能量與營養素都可以節省下來，全力地排除這些血液中的**毒素與壓力賀爾蒙**。即使還沒有生病時，身體也常常累積了過量的身心毒素，如果能夠規律的斷食，就可以預防生病。

斷食是指自願不吃東西。如果是被迫的，那就不叫斷食，而是飢餓，並沒有斷食的好處。

斷食的時間

每個月農曆11日與26日，是很多瑜伽修行者做斷食的日子，這是因為在**新月與滿月前做斷食**，可以減輕新月日與滿月日時，月亮對情緒造成的影響。我自己的經驗是，選擇這兩個日子做斷食，可以與全世界的修行者同步，更容易進入斷食的波流。

當然如果因為工作的關係，不方便斷食，也可以選擇能夠完全放鬆的假日來做斷食。一個完整的斷食時間，是從斷食日前天的晚餐，一直到斷食日隔天的早餐，大約是36個小時。

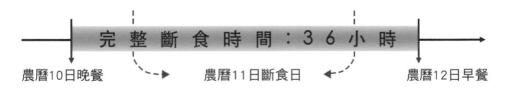

完 整 斷 食 時 間：３６小時

農曆10日晚餐　　　　農曆11日斷食日　　　　農曆12日早餐

斷食前的準備

事先規劃好斷食的日子，潛意識會開始運作，身體會自動調整好的狀態，心理上也比較不會抗拒。

在斷食前一天，就要開始準備，要盡量吃好消化的食物，斷食日才不會太過難受，所以**像是肉、海鮮、牛奶、雞蛋、豆製品、燒烤油炸等高溫料理，都要避免。**同時多吃蔬菜、水果這些有豐富維生素、礦物質、纖維質、蔬果酵素的食物，為斷食排毒所需的營養素，進行儲備。

斷食日前天的晚餐不要太晚吃，也不要吃得太多，且要早點上床睡覺，讓身體充分休息，隔天才有足夠的能量來排毒。

斷食日的注意事項

斷食當天要喝大量的水來幫助排毒。水裡面要加一點檸檬汁與鹽，讓排毒的功效更好。檸檬汁可以提供維生素C等抗氧化劑，還有鹼性的鈣、鎂、鉀等礦物質，而檸檬酸可以促進新陳代謝與螯合重金屬。一點鹽可以調和酸味，降低酸味對口腔

與胃黏膜的刺激，鹽的用量不需太多。

斷食當天，要盡量休息，節省能量，不要做太過勞心勞力的工作。但是可以做一些聽音樂、畫畫、散步等輕鬆的活動。如果累了，可以小睡片刻，但是不要超過30分鐘，也不要在下午三點之後小睡。

斷食日排毒量大，要多做半浴（詳見P.116），清除眼睛、鼻子、口腔的毒素。舌苔會比較厚，可多用刮舌器清除舌苔。如果有流汗，也可以多沖澡，不要讓毒素留在皮膚上。

疲倦、頭暈、頭痛是常見的好轉反應。**半浴、靜坐、瑜伽體位法、按摩、熱敷，都有助於緩解疼痛。**

肝臟不好的人，斷食容易有低血糖的症狀。低血糖的症狀是心悸、冒冷汗、臉色蒼白、躁動不安。這時可以**補充稀釋的蜂蜜水、黑糖水來提高血糖**，也可以喝點稀釋優格水來補充能量。

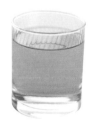

由於大腦受到排出毒素的影響，常常會有各種莫名的情緒，例如悲傷、憤怒等等，所以斷食日時不要與人進行關鍵對話，或是做任何重大的決定。陪伴的家人也要瞭解這種現象，給予支持與體諒。

斷食日隔天如何做復食

斷食後的復食非常重要，**不可以馬上吃很難消化的食物**，否則會傷害消化器官。在復食之前，可以先用濃的檸檬鹽水促進排泄。來自肝臟排出的毒素會留在腸道中，清腸可以加速這些毒素的排出。

早餐 ➡️ 水果＋蔬菜湯

午餐 ➡️ 優格＋煮熟的葉菜類蔬菜
（先不要吃地瓜、芋頭等高澱粉食物）

晚餐 ➡️ 米飯＋煮熟的各類蔬菜

隔天之後 ➡️ 可以開始加入豆類、堅果類等比較難消化的食物

　　清腸用的濃檸檬鹽水，以1000毫升的水加上三顆檸檬原汁與一湯匙的岩鹽或海鹽。這樣的濃度對大多數人來說都可以達到清腸的效果。在一小時內喝完1000毫升的濃檸檬鹽水，之後就會有便意。

　　排便之後就可以開始吃東西。復食的食物必須循序漸進，從容易消化的食物開始。

其他的斷食方法

　　除了上面介紹的檸檬水斷食法之外，還有無水斷食、半斷食等斷食法。無水斷食可以讓心靈更平靜，是很多修行人採用的斷食法，但是對很多慢性病患者來說並不適合，所以在這裡我們不討論。

　　對於慢性病患者來說，半斷食可能更為適合。所謂半斷食，是指斷食時仍然有吃一些容易消化的食物，例如水果、優格水、椰子油、蔬果汁、蔬菜湯等等。慢性病患者與身體虛弱的人，身體儲備的營養素不足，可能不足以支撐36小時的檸檬水斷食，那就可以先從半斷食開始，等到身體狀況改善了，再進行檸檬水斷食。

如果採用水果與蔬果汁作為半斷食其間的食物，要注意不要用太甜的水果，以免刺激血糖與胰島素過高。蔬果汁的準備，最好有一半以上是蔬菜，例如紅蘿蔔加上青蘋果，或是萵苣、青椒、紫高麗菜，加上青蘋果。

蔬果汁的建議搭配

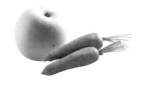

OR

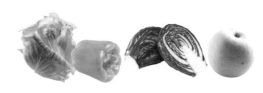

紅蘿蔔 + 青蘋果 　　　　　萵苣 + 青椒 + 紫高麗菜 + 青蘋果

什麼人不可以做斷食

孕婦、產後授乳的婦女、成長期的小孩、年紀太大的老人、極度虛弱的病人，這些人不要做斷食。嚴重的慢性病人要在醫師的監控之下，調整斷食的內容。例如有高血壓、腦部疾病的患者要避免太鹹的檸檬水，以免升高血壓與腦壓，造成意外。嚴重的腎臟病人，排水份與電解質的能力差，要避免大量喝水、果汁、鹽、與水果。心臟病人，不可短時間內喝大量的水，以免造成水腫與心臟衰竭。

4-3 靈性的追求

　　身心是互相影響的，在追求身體健康的同時，也要有健康的心理，才能達成真正的健康。那要如何才能達成心理的健康呢？在前面我們講到了，從食物、喝水、洗澡、睡眠、運動、日光浴、環境、瑜伽體位法等層面切入，這些除了讓我們身體健康之外，也能促進我們的心理健康，改善我們的情緒。不過要達成完美的心理健康，還要更進一步有靈性的追求。

　　大家常常將身心靈放在一起講，身體與心理大家容易理解，但是什麼是靈性的追求呢？簡單的說，身體與心理都是總有一天會消失不見的，靈性則是那個永恆的存在。那這個永恆的存在是什麼呢？其實人類追尋這個永恆的存在已經有很久的歷史了，有人稱之為道，有人稱之為神，佛家稱之為空性，印度原始密宗則稱之為至上意識。

　　老子道德經說：「有物混成，先天地生。寂兮寥兮，獨立而不改，周行而不殆，可以為天下母。吾不知其名，字之曰道」。

聖經說：「太初有道，道與神同在，道就是神。」

佛經說：「是諸法空相。不生不滅。不垢不淨。不增不減。」

物理學家在研究量子力學時，透過電子繞射、量子糾纏現象等實驗，發現觀察者在觀察時可以改變現實，暗示了這整個宇宙其實是一個不可分割的整體。這個世界的組成，除了物質、能量之外，還有更基本的－意識。物質基本粒子是由能量高度集中而形成的，而能量又是由意識高度集中而形成的。物質與能量會不斷的轉換、組合，而意識則是恆常的。

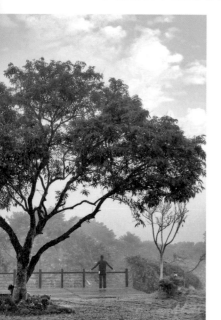

這個永恆的意識，遍布於萬事萬物之內。當我們體認到了萬事萬物系出同源，所思所為，皆本者萬物一體的理念去做，就是一種靈性的追求。這種靈性的追求，可以帶來心理的健康；心理的健康，又會帶來身體的健康。

耶魯大學一項刊登在二○一五年臨床心理科學（Clinical Psychological Science）

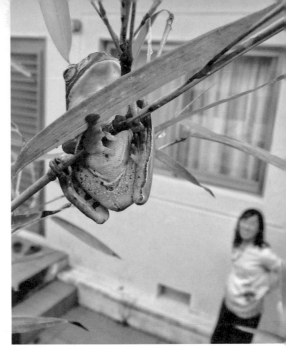

▲靈性的追求，可以帶來心理的健康。

的研究指出，幫助別人可以今人心情好。**參加研究的志願者每天幫助人的次數越多，他們的情緒就越正面，精神健康越好。**那些幫助別人特別多的參加者，即使想起日常的壓力時情緒也不會變得負面。相反的，較少幫助人的參加者心情較差，面對壓力時情緒亦較負面。

生物學家也發現，當我們真心助人、與人有親密的互動、親近大自然時，我們體內的血清素、催產素與腦內啡的分泌會增加，帶給我們愉悅的感覺，從而避免的種種憂鬱、消極、自卑等負面情緒，身體健康狀況也會提升。

相反的，當我們沒有這種萬物一體的認知時，就容易自私自利，做出種種傷害他人、動物、大自然的行為。這些行為會給我們的潛意識心理帶來沉重的壓力，造成我們身體的緊繃，而自己卻不容易察覺到，最終會導致身體的疾病。

要達到心理的純淨，最好的方式就是遵守外在行為控制（Yama）及內在行為控制（Niyama）。這也是開始靈性鍛鍊的第一步。

外在行為控制可分為 **5** 個部分

一、不傷害：不以思想、語言及行為傷害任何生命。

二、不虧於心：思想、言語及行為皆以他人福祉為依歸。

三、不偷竊：斷除佔有他人財富之渴望與行為。

四、心不離道：萬物一體，視萬事萬物皆為「道」之顯現。

五、不役於物：不貪圖維持生命以外多餘的舒適享受。

內在行為控制可分為 **5** 個部分

一、潔淨：盡力維持身體、心理與環境的純淨。

二、知足：活在當下，知足常樂，但努力追求身心靈進步。

三、服務：有使命感，願意承受心理與肉體的痛苦去行善，為
萬事萬物謀求福祉。

四、研讀經典：正確清晰的了解靈性經典及哲學。

五、靜坐：接受至上意識為自己永恆的庇護。

疾病是進化的象徵

動物不像人類有這麼多的疾病，而低等生物如細菌是不會生病的，當環境發生變化，細菌就直接死亡了。身體與心靈越複雜的動物，疾病也就越多。在某種意義上，這些症狀與疾病，讓我們與環境可以達成新的平衡，從而延長的我們的壽命，而不是環境一發生改變，就造成個體的死亡。

動物與植物的意識不開展，大都順著他們的天性來生活。吃著固定的食物，在特定的季節交配。你很少看到縱慾過度而變成大胖子的野生動物吧？

但是人類因為有比較開展的意識，造成人類有一種追求無限的渴望。一開始人們會在物質世界中追求無限，追求食物、異性、財產、名聲。但很快人們就會發現，「資源有限，慾望無窮」，在物質世界中是追求不到無限的，還會造成壓力與疾病。也因此，對無限的渴望就沒有滿足的一天。唯有將這種渴望，導向對無限的宇宙本體的追求，才能得到真正的滿足，也才能完全治癒各種身體上與心理上的疾病。

生病會給人帶來總總的不舒服，但是也會帶來改變的渴望，最終帶領人們走上真正喜悅的道路。這條路很長，我自己花了好幾年的時間，也只是剛入門而已，但是走在這條路上本身，就已經是一種幸福。我也終於明白，疾病本身就是意識進化的象徵；所有的磨難，都是人生的禮物。

天下杏林，無藥不破，惟愛不破

回首來時路，我要感謝兩個女人。

一位是我的媽媽。媽媽在我人生的旅途上，不管哪一個階段，都百分百的支持我，鼓勵我。走上自然醫學之路，媽媽也相信我的選擇。在經過了這幾年對自然醫學的探索之後，我忽然明白，媽媽的愛與信任，是讓我能夠健康的關鍵。

一位印度的醫生朋友講過一段話：「我在這一生當中所經驗到的是：醫生的功能並不是在治療病人。病人會治癒他自己，醫生只是給他一個愛的環境，給他希望。醫生只是給他信心，並恢復他活得更久的渴望。一切他所使用的醫藥都只是次要的幫助。」

對於這段話，我深有同感。同一種疾病，可以被不同的療法治好。同一種療法，卻治不好所有的病人。

愛，真的是很關鍵的因素。

在母親得到癌症時，我帶著她到處求醫，尋求各種西醫與自然療法。當時的我還不瞭解心靈力量的重要。如果時光能重來，我會想辦法創造一個充滿信心、希望與愛的環境，幫助媽媽的療癒。

第二位我要感謝我的妻子吳靜儀女士。靜儀跟我一樣也是對靈性充滿渴望，也相信自然療法的人。在我學習各種自然療法的過程中，她的高敏感度體質，帶領著我去用心感受，打開了我的心門。

寫下這本書，將這份愛傳達給你們，願各位在身心靈的各方面，都得到祥和平安。

微習慣養成記錄表（做到請打✓）						
項目／日期						
天亮前起床						
按時排便						
餓了再吃						
細嚼慢嚥						
七分飽						
飯後散步						
工作50分鐘後休息						
一天喝水3000cc以上						
40分鐘運動						
日光浴						
正確洗澡						
練習瑜伽體位法						
靜坐2次						
一週不超過一次性行為						
10點前睡覺						
幫助他人與動植物						

閱讀健康系列HD3142

減重 40 公斤的急診科醫師全淨化養生法
微習慣帶來健康奇蹟

作　　　者	／趙鴻丞
選 書 人	／林小鈴
主　　編	／陳玉春

行銷企劃	／洪沛澤
行銷經理	／王維君
業務經理	／羅越華
總 編 輯	／林小鈴
發 行 人	／何飛鵬

出　　　版／原水文化
　　　　　　台北市民生東路二段141號8樓
　　　　　　電話：02-25007008　　傳真：02-25027676
　　　　　　E-mail：H2O@cite.com.tw　　Blog：http//:citeh20.pixnet.net
發　　　行／英屬蓋曼群島商家庭傳媒股份有限公司城邦分公司
　　　　　　台北市中山區民生東路二段 141號2樓
　　　　　　書蟲客服服務專線：02-25007718‧02-25007719
　　　　　　24 小時傳真服務：02-25001990‧02-25001991
　　　　　　服務時間：週一至週五09:30-12:00‧13:30-17:00
　　　　　　郵撥帳號：19863813　　戶名：書蟲股份有限公司
　　　　　　讀者服務信箱 email：service@readingclub.com.tw
香港發行／城邦（香港）出版集團有限公司
　　　　　　地址：香港灣仔駱克道 193 號東超商業中心 1 樓
　　　　　　email：hkcite@biznetvigator.com
　　　　　　電話：(852)25086231　　傳真：(852) 25789337
馬新發行／城邦（馬新）出版集團
　　　　　　41, JalanRadinAnum, Bandar Baru Sri Petaling,
　　　　　　57000 Kuala Lumpur, Malaysia.
　　　　　　電話：(603) 90578822 傳真：(603) 90576622
　　　　　　電郵：cite@cite.com.my

城邦讀書花園
www.cite.com.tw

美術設計／小燈罩設計工作室
插　　畫／盧宏烈
製版印刷／科億資訊科技有限公司
初　　　版／2018年3月15日
定　　　價／450元
ISBN 978-986-96153-0-3（平裝）　有著作權‧翻印必究
（缺頁或破損請寄回更換）

本書特別感謝：
1.玉井生態村照片提供：陳昶睿。
2.半浴示範老師：吳美惠
3.高士基舞示範老師：嫡嫡Kalyanmitra（嫡嫡Kusum）

國家圖書館出版品預行編目資料

微習慣帶來健康奇蹟 / 趙鴻丞著. -- 初版. -- 臺北
市：原水文化出版：家庭傳媒城邦分公司發行,
2018.03 面；　公分. -- (閱讀健康系列；HD3142)
ISBN 978-986-96153-0-3(平裝)

1.自然療法 2.健康法

418.99　　　　　　　　　　　　　　107001567

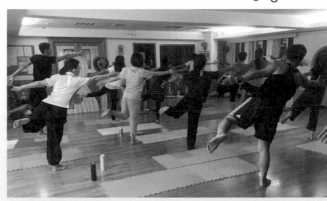
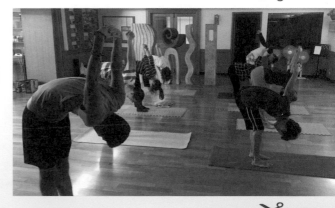

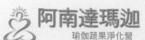 瑜伽蔬果淨化營　　洽詢電話：(06)5744144
營隊地址：台南市玉井區沙田里56-4號

- - - - - - - - ✂ - - - - - - - -

阿南達瑪迦　台南瑜伽中心　　電話：06-2091460
地址：台南市前鋒路293號3樓

- - - - - - - - ✂ - - - - - - - -

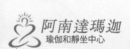 瑜伽和靜坐中心　　電話：(02)2933-3035、(02)2931-0910
地址：台北市汀州路四段99-1號 (近師大分部)
E-Mail: amps.tw@msa.hinet.net

- - - - - - - - ✂ - - - - - - - -

自我了悟、服務社會

透過身、心、靈全方位的鍛鍊以了悟真我

相關課程

瑜伽八部功法整體瑜珈鍛鍊

靈修哲學與心法

靜坐、冥想與直覺開發

正確飲食、斷食和養生功法

自然療法、瑜伽療法、另類療法與整合療法

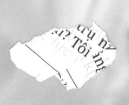